Ho´oponopono

ROBIN
BOOK

Ho´oponopono

Inhoa Makani

esenciales

ROBIN
BOOK

© 2014, Inhoa Makani

© 2014, Ediciones Robinbook, s. l., Barcelona

Diseño de cubierta: Regina Richling

Ilustración de cubierta: iStockphoto.

Diseño interior: Eva Alonso

ISBN: 978-84-9917-358-0

Depósito legal: B-5682-2014

Impreso por Lito Stamp, Perú, 144, 08020 Barcelona

Impreso en España - *Printed in Spain*

Índice

Me confieso

No son pocas las veces que me pongo a repasar la historia y pensar acerca de los errores que los humanos hemos cometido con aquellos que consideramos diferentes. Por temor, por codicia, por desconocimiento destruimos civilizaciones, rituales, mitologías, conocimientos.

Sobre Hawái existen muchas historias y pocas son las versiones que pueden tomarse en consideración. Una de ellas es un relato acerca de la persecución que sufrieron los kahunas a manos de los misioneros, aproximadamente en 1810. En esta persecución no se perdieron solo vidas, sino también rituales, magia, tradiciones… identidad.

Por suerte, con el tiempo, se fueron recuperando todos estos tesoros, y hoy nos llega parte de ello a través de lo que se conoce como Ho´oponopono.

Pido perdón

Pido perdón a todos aquellos que he / hemos lastimado o perjudicado de la manera que fuere. Este no es un intento de señalar culpables, atacar a determinados grupos que en pos de sus creencias actuaron de manera incorrecta. TODOS, de alguna manera, nos hemos equivocado. Todos somos uno. Sin embargo, algo puede redimirnos… el pedir perdón y ayudar a que aquellos que hemos dañado, sane, recupere su verdadera fuerza y siga creciendo…

Introducción

"Nosotros somos como las estrellas del firmamento que no se percatan que son parte de un gran sistema solar."

Los ciclos del alma.
El proceso de conexión, de Sharon M. Koenig

Hace unos años inicié una intensa búsqueda espiritual, basada principalmente en la imperiosa necesidad de hallar la paz y la felicidad. No estaba bien, realmente me sentía mal, agotada, todo el tiempo tenía la sensación de estar combatiendo algo (que jamás pude definir bien), me faltaba energía, metas, esperanza. Día tras día, quería que mi vida cambiara, pero trágicamente cada día repetía compulsivamente lo que hacía el día anterior. ¿Extraño, no? El psiquiatra J. D. Nasio explica al respecto: "La repetición designa un movimiento universal, un latido que rige el orden biológico, psíquico, social y hasta cósmico. (…). Del mismo modo, la historia de la Humanidad repite constantemente los mismos conflictos y las mismas soluciones precarias".

Supe entonces que si seguía actuando de la misma manera que había actuado siempre, mi vida jamás cambiaría, nunca lograría alcanzar mi tan añorada FELICIDAD. Más adelante hablaré acerca del significado que tiene para mí esta palabra.

En fin, como parte de mi proceso de sanación, de mi búsqueda, comencé a contactar con gente que estuviera vinculada con nuevas disciplinas o creencias, me puse a buscar bibliografía acerca de terapias alternativas, viajé, hablé con personas cuya perspectiva de la vida era diametralmente opuesta a la mía y finalmente llegué a un punto al que desde el principio había querido llegar. Ese camino era el Ho´oponopono.

Así, pues, me embarqué en esta aventura… la práctica de una técnica cuyo secreto hasta hace muy poco solo era custodiado celosamente por los kahunas de Hawái.

Gracias a Morrnah Simeona, entre otros, hoy en día es posible acceder a esta técnica milenaria.

Tengo que confesar que al principio me costó poner en práctica el Ho´oponopono porque si bien parece sencillo, requiere dedicación, empeño y, sobre todo, sinceridad por nuestra parte y, lamentablemente, estaba muy acostumbrada a estar estresada, con conflictos, con trabas. Por increíble que parezca no somos pocos los que no tenemos verdadera consciencia del mal estado en que vivimos. Día tras día nos movemos entre situaciones problemáticas, desorientación, infelicidad y con el tiempo todo ello se nos hace un problema enorme. Felizmente, sentí la necesidad de hacer un cambio en mi vida y gracias a ello surgió la búsqueda y esta técnica milenaria para ayudarme.

El Ho´oponopono tiene muchas virtudes. Mi guía espiritual me confió: diciplina tu consciencia, calma tus emociones y deja que actúe ese Ser espiritual que hay en ti. Él te guiará hacia la unión y el amor y te apartará del rencor, la ira y los resentimientos. Cuando dejamos aflorar ese poder espiritual, todos somos uno. Si tú estás mal los demás lo estarán, si tú estás bien, todos estaremos bien. Recuerda: Todos estamos conectados con todos.

Es muy cierto… No dejen pasar esta maravillosa oportunidad de evolucionar.

¡Aloha!

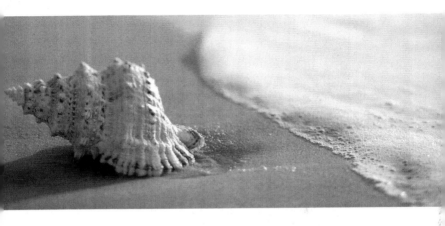

A quien va destinado este libro

"Afronta tu camino con coraje, no tengas miedo de las críticas de los demás. Y, sobre todo, no te dejes paralizar por tus propias críticas."

Paulo Coelho

Miedo, tristeza, angustia, soledad, desorientación, enojo, hartazgo… son muchas las sensaciones que puedes estar sintiendo en este momento. Son tuyas y nadie está en posición de decirte si son o no correctas. Sólo tú puedes decidir qué hacer con ellas. Si crees que vivir desolada o preocupada es "tu forma de transcurrir por este mundo" no hay nadie que pueda ayudarte o señalarte, empero, si en tu interior sientes que necesitas mejorar, curar heridas, estar más suelta, flexible y plena, no dejes de leer este libro. No te solucionará "la vida" porque sólo tú puedes hacerlo, pero sí podrá brindarte ideas para implementar cambios y sobre todo para abrirte los ojos y hacerte entender que es posible llevar una existencia más alegre y pacífica.

Sin embargo, quiero hacer una advertencia: para que el Ho´oponopono funcione debe ser aplicado con total honestidad. ¿A qué me refiero con esto? Sólo puede ayudarte si realmente tienes ganas de sanar y mejorar como el Ser espiritual que eres. Si tus deseos son egoístas, falsos o crueles, el Ho´oponopono no actuará. Cuando se está está dispuesto a abrir la mente y entregarse al amor, sólo así, este maravilloso arte obra sus milagros.

Espero que este texto sea un buen referente para el nuevo camino que estás por emprender.

Ya diste el primer paso… te animaste a cuestionar lo que te está sucediendo… ¡Ahora debes ir por más!

Lee esto antes de seguir adelante

Quizá cuando empieces a leer este libro, haya temas que no entiendas, porque puse terminología y conceptos que seguramente serán nuevos para ti. Pero a medida que avances en su lectura, muchas cosas cobrarán sentido y comprenderás su significado. Ten paciencia. También me gustaría sugerir que no debes leerlo rápidamente, sino tomándote un tiempo entre cada capítulo o temática para reflexionar sobre lo tratado y practicar meditación y respiración.

Ho´oponopono para TODOS

"Amar, al igual que rezar, es tanto un poder como un proceso. Es curativo. Es creativo."

Zona Gale

Deseo decir que esta técnica no está destinada sólo a gente que vive en medio de un paisaje bucólico o aislada en el Himalaya o pasa su tiempo en una cabaña lujosa en un paraíso privado. El Ho´oponopono es para quien lo necesite, no importa el nivel cultural, social o económico que tenga.

La condición necesaria para su empleo es un profundo y sincero anhelo de evolucionar como seres espirituales que somos. Estamos en este mundo para aprender, para mejorar, ser felices y amar y eso no tiene nada que ver con tener una fortuna personal o ser un indigente. Siempre estamos a tiempo para cambiar.

De tal modo, ya sea que viajen en un coche lujoso o en un trasporte público, ya sean empleados o directivos, pobres o millonarios, el Ho´oponopono ofrece las mismas oportunidades de crecimiento personal.

Pensar que es posible ver la realidad de otra manera, que es posible crear una realidad confortable y placentera a través de la conexión con nuestro Ser superior está al alcance de todos, sin importar sexo, raza, religión o situación financiera. Aquí lo único que cuenta es desear de todo corazón querer sanar.

¡Aloha!

¿Venimos a este mundo para sufrir?

"El alivio supremo viene sólo con la pérdida del ego, la neutralización de aquello que reacciona a algo como dolor y a otra cosa como placer; cuya memoria y condicionamiento lo hace reconocer la dualidad de la alegría y el dolor."

Sathya Sai Baba

Si hacemos un pasaje por distintas religiones, veremos que en muchas de ellas se cree firmemente en que "si venimos a este mundo, a esta vida, a este plano existencial" es para aprender. En el caso, por ejemplo, de la reencarnación (hablando livianamente porque es un tema sumamente complejo y amplio) este término alude a la existencia de un espíritu que se encarna sucesivamente para realizar un aprendizaje, hasta lograr una forma de liberación o de unión con un estado de conciencia más elevado. Si revisamos un poco estas creencias, no se nos dice que para evolucionar espiritualmente se deba sufrir, sino, repito, aprender de los errores cometidos. Ideas tales como el pecado, la culpa y el sufrimiento pertenecen más al antiguo ámbito del catolicismo (y solo lo menciono a él porque es lo que más conozco).

Bajo ninguna circunstancia creo que para evolucionar se deba padecer, llorar o autoflagelarse, por el contrario, vivir alegremente, ayudarnos y amarnos y apoyar y amar a otros es importantísimo. Ese para mí es el camino a la perfección.

¿Y qué nos propone el Ho´oponopono? En primer término, conocernos a nosotros mismos. Fíjense qué importante es este concepto. Si nos estudiamos y llegamos a comprendernos será posible que aprendamos a controlar nuestro consciente y subconsciente y a comunicarnos con nuestro espíritu o ser superior. ¿Interesante no?

En segundo lugar, si logramos esta comunicación estaremos en situación de hablar con esta parte elevada y solicitarle ayuda para hallar el camino correcto.

Finalmente, la propia Divinidad con su sabiduría nos señalará el sendero para que evolucionemos, para que progresemos espitual, mental y físicamente. Cuestión que nos dará la oportunidad de cooperar, sanar y ayudar a quienes nos rodean.

Sencillamente hermoso.

Y digo... ¿en algún punto mencioné la palabra sufrimiento? De ninguna manera.

Con el Ho´oponopono se trata de curarnos internamente para poder disfrutar la vida con alegría, optimismo, y sobre todo, con mucho amor.

Recuerden: El sufrimiento no es una imposición, una regla de la vida, sino una elección. Un problema puede tomarse como un aprendizaje o como una desgracia. La cuestión es el punto de vista, la manera como interpretamos cada aspecto de nuestra vida.

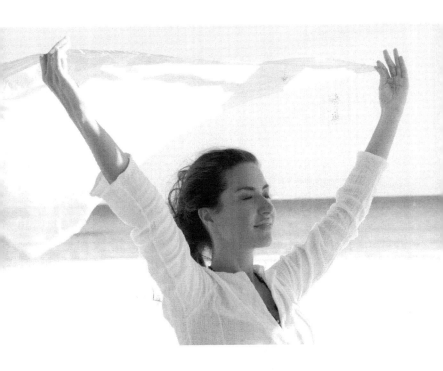

Buscando la felicidad y paz interior

"Somos la suma total de nuestras experiencias, lo cual quiere decir que estamos sometidos por nuestro pasado. Cuando experimentamos tensión o miedo en nuestra vida, si miramos detenidamente, encontraremos que la causa es realmente un recuerdo. Son las emociones que están atadas a esos recuerdos las que nos afectan ahora. El subconsciente asocia una acción o persona en el presente con algo que ocurrió en el pasado. Cuando esto ocurre, las emociones se reactivan y se produce la tensión".

Morrnah Simeona

Pascal Bruckner en su libro *La euforia perpetua* nos dice: "Nada más impreciso que la idea de felicidad (…). Está en la naturaleza de esta noción ser un enigma, una fuente de permanente disputa, un agua que puede adoptar todas las formas…".

¿Por qué comienzo con estas palabras? Porque justamente sobre lo que quiero poner el acento es en la imposibilidad de dar una definición acabada del término. Es una palabra que puede adoptar tantos significados como personas existen en este mundo.

Para algunos la felicidad puede pasar por tener trabajo, para otros, poseer una bella familia o tener buena salud. Todas estas definiciones son absolutamente tan válidas como cualquier otra.

La idea es tomar un verdadero conocimiento respecto de lo que necesitamos para ser felices. Solo cuando tenemos claro qué somos y que deseamos, podemos poner un orden, establecer metas y trabajar en pos de una vida plena.

Por tal motivo, el Ho´oponopono es una herramienta indispensable en el nuevo trayecto que estamos a punto de realizar. Nos brinda la oportunidad de limpiar y barrer vivencias negativas para prosperar en el ahora y en el futuro.

"(…) si deseamos disfrutar de felicidad duradera, hemos de adquirir y mantener una experiencia especial de paz interior. La única manera de conseguirlo es adiestrar nuestra mente con la práctica espiritual para reducir de manera gradual nuestros estados mentales negativos y sustituirlos por mentes apacibles."

Transforma tu vida,
Gueshe Kelsang Gyatso.

Abrirse a lo nuevo

"Nuestra lección es aprender a ser. La libertad de ser te liberará de la opresión de hacer. Aquí yace la semilla de sabiduría que tiene la capacidad de llevarte más allá de todo el conocimiento de este mundo."

Eric Pearl

Anteriormente mencioné que las opciones nuevas dan temor, ¿no es así? Porque los humanos adoramos las certezas y lo conocido, ya que nos brinda seguridad. Por ende, realizar algo diferente implica dar un paso a lo ignorado e incierto. Entonces, lo lógico es que siempre optemos por hacer más de lo mismo, para refugiarnos en esa supuesta seguridad.

Paul Watzlawick nos dice: "El organismo vivo construye el saber a fin de ordenar lo más posible el flujo de las vivencias, con ese informe, se armarán vivencias repetibles y relaciones relativamente fiables".

Sin embargo, aunque vivamos enraizados en ese terreno de ficticia invulnerabilidad, la mayoría seguimos sintiendo temor. Hagamos lo que hagamos.

Es una emoción que siempre está latente, presente, incluso, hasta ante las alternativas más sencillas.

Llegado a este punto, creo que es importante diferenciar dos modalidades del miedo; una, operativa y perfectamente funcional que sirve para avisarnos de peligros reales, otra, en cambio, es disfuncional porque lejos de "salvarnos de una situación" entorpece nuestras acciones y decisiones cotidianas.

De modo que sería lógico preguntarnos cómo eliminar a este último.

La respuesta es sencilla: borrando o trasmutando memorias. Todos nuestros recuerdos, cercanos o lejanos, construyen una red llena de conceptos, juicios, prejuicios y advertencias. Llegado el momento, cuando estamos ante una situación inesperada o nueva, reaccionamos con ese entramado tejido por el pasado cuya ilusoria finalidad es alejarnos del sufrimiento. Lo que no sabemos es que ese mismo entramado también nos aleja de nuevas experiencias, de la felicidad, de las bellas y nobles emociones, del amor.

Entonces, pues, hay que desarmar esa estructura, y animarse a ser de otra manera, a vivir y experimentar de otra forma.

¿Cómo se puede lograr esto? Un método puede ser Ho´opopono.

Justamente en la técnica del Ho´oponopono se afirma una y otra vez que es posible limpiar memorias, dejar de lado esos condicionamientos, que somos nosotros quienes creamos nuestra realidad y que somos 100% responsables de lo que nos sucede.

Por tanto, si nos guiáramos por estas máximas podríamos crearnos una nueva y maravillosa vida, una existencia sin tantas aprensiones, sospechas y prejuicios que no hacen más que confundirnos.

En una entrevista, Mabel Katz, experta en esta técnica, afirmaba: "Cuando practicamos el Ho´oponopono es posible limpiar nuestras memorias. Pensemos lo siguiente: cuando en nuestro ordenador aparece un mensaje de error, ¿nos alegramos?, ¿ponemos excusas para no solucionarlo?, ¿dejamos que siga el mensaje de error y no trabajamos? Al contrario… tratamos de resolverlo de muchas maneras: con un técnico, verificando ciertos programas dentro de nuestro pc, pero lo seguro es que no la dejaremos que siga funcionando mal, entonces, ¿por qué no hacer lo mismo con nosotros? Veamos de qué se trata el error en nuestras vidas, borremos esos programas que producen inconvenientes y pidamos al técnico adecuado (en este caso la Divinidad) que nos ayude a que todo marche correctamente".

Es decir… el Ho´oponopono corta el proceso de la razón y le da paso al espítiru, a lo Divino para que actúe. Y obviamente "la Divinidad" (eso superior en lo que creamos… Dios, la energía vital, la fuente universal) con su sabiduría hallará la manera de sanarnos.

¡Atención! Y aquí detengámonos un instante… la Divinidad hallará lo mejor para nosotros, pero no necesariamente será lo que creemos que necesitamos. Y con esto mucho cuidado.

Veámoslo con este ejemplo: supongamos que deseamos que vuelva nuestra pareja, con la que nos habíamos peleado, entonces, me pongo a orar, a pedir a la Divinidad que intervenga, que haga que él o ella retorne. Sin embargo, pasa el tiempo y él sigue sin venir. Seguramente pensaremos… ¡la Divinidad no hizo nada, el Ho´oponopono no sirve! Pero diciendo esto estaríamos equivocados. En primer lugar, porque la petición es incorrecta. No podemos darle órdenes al Aumakua o a la Divinidad. Cuando nos comunicamos con ellos es para solicitarle que con su sabiduría nos ayuden, nos lleven por el mejor camino, pero no es correcto decirle qué deben hacer porque sólo ellos conocen la mejor respuesta para nosotros. En su lugar podría decir, ayúdenme a sanar esta parte en mí que hace que la pareja no funcione, ayúdenme a hallar el amor, limpien esas memorias que no dejan que sea feliz.

Sólo así podremos encontrar la verdadera efectividad del método.

Entonces, debe quedar claro que razón y espíritu son diferentes y actúan muy distinto.

La razón piensa en términos de esto es justo o injusto para mí, si yo le dí, él me tiene que dar, si yo la ayudé ella me tiene que ayudar, si te escucho, escúchame, si te di, dame, deseo esto y aquello. El alma, en cambio, no busca retribución, no busca el trueque, cuando funcionamos con ese poder divino decimos yo tengo que sentirme bien y amarme porque todos somos uno, si yo me siento bien, haré el bien y tu te sentirás bien.

Todos somos uno.

En el libro *Ho´oponopono. Arte ancestral de sanación hawaiano*, de Lili Bosnic podemos hallar: "(…) En el regazo del alma encontramos la unidad, el amor y la libertad. Pero cuando vivimos a la intemperie del alma no somos, en esencia, libres, sino esclavos del desamor. El alma se realiza en la unidad y el amor. Su meta no es el afán de perfección o de poder, sino de abrirse a los procesos de la vida para aprender. Pero, ¿cómo abrir las puertas del Yo a la luz del alma? ¿Cómo lograr que el Yo se alinee con los deseos del alma? Hay muchos senderos: (…) el Ho´oponopono".

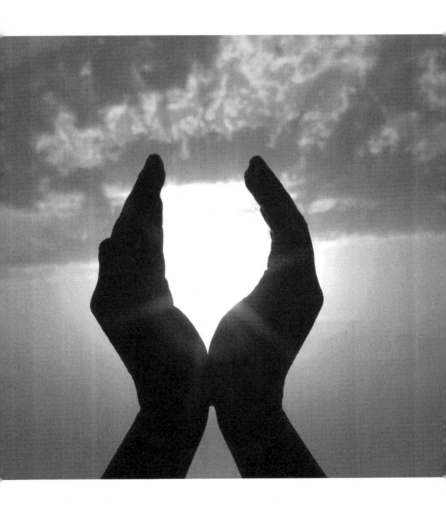

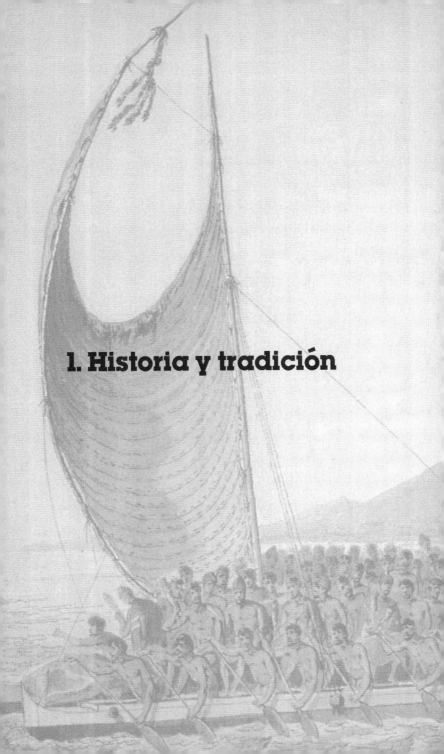

1. Historia y tradición

El significado del término Hawái

La palabra Hawái (que en inglés se escribe Hawaii) se compone de tres partes (Ha=inspiración divina, wai=agua de vida, i=se refiere a la Divinidad) que juntas significan aliento y agua de la Divinidad. De manera que Hawái tiene en sí mismo la idea de energía y lugar de la Divinidad.

El significado de Aloha

Aloha es una palabra sumamente importante, es además de un bello y respetuoso saludo, una expresión de compasión, amor y bondad. En esta caso, la palabra se compone de dos partes (alo=estar presente o presencia, ha=inspiración divina) que juntas son manifestación de bienvenida a la otra persona y revelan amor y reconocimiento hacia la parte divina que posee cada uno.

Recorrido por el pasado

Existen varias versiones con respecto a la historia y costumbres de Hawái: la más conocida es que los kahunas (el título que se daba en Hawái a un consejero, maestro y transmisor del conocimiento) fueron perseguidos cuando llegaron los primeros misioneros en el siglo XIX, y por tal motivo, muchos rituales y creencias se perdieron para siempre. Se dice que, de hecho, estos misioneros emprendieron una cruzada para erradicar la danza denominada kahiko, el canto (mele) y el consumo de kava.

El kahuna pasó a la clandestinidad durante largos años y gran parte de su sabiduría quedó sin transmitirse. No obstante, algunos pudieron desde las sombras seguir manteniendo vivas sus costumbres pero, con el tiempo, se perdieron oraciones y rituales valiosos. De todos modos, gracias a la intervención de Kamehameha V (1830-1872), quien reinó en Hawái desde 1863 hasta 1872, del cual se dice que fue el último gran jefe tradicional, se fomentó el resurgimiento de las prácticas que ya se creían perdidas. Su sucesor, el rey Kalakaua, convocó a grupos de kahunas a consultar entre sí

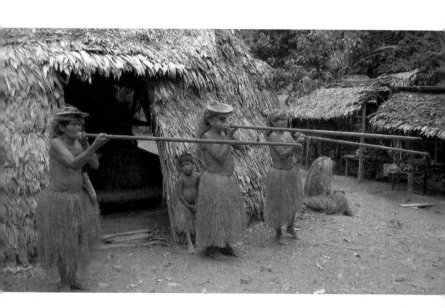

para preservar el patrimonio y mantener de este modo las tradiciones de su país, pero una vez más aparecieron opositores de estas prácticas y se volvieron a prohibir las prácticas kahuna, entre ellos "la oración para curar". En 1919 se aprobó una ley mediante la cual era posible ejercer la medicina a base de hierbas y retomar las actividades de los kahunas, entre ellas, la oración.

La cultura hawaiana nativa ha tenido un resurgimiento en los últimos años como consecuencia de decisiones tomadas en la Convención Constitucional del Estado de Hawái en 1978. En dicha convención, el gobierno del estado de Hawái se comprometió con la preservación de la cultura hawaiana nativa, la historia y el lenguaje.

Hula tradicional o kahiko

El kahiko es una danza tradicional hawaiana acompañada de canciones e instrumentos musicales. El cántico se llama mele.

El kahiko dramatiza lo que se dice a través del mele. Esta danza era considerada una actuación religiosa y era tan importante que el más mínimo error en su ejecución invalidaba la representación y era entendido como una afrenta a los dioses; esto podía traer aparejado graves consecuencias y era presagio de mala suerte.

Mele

Como para los hawaianos la manera de difundir las tradiciones era mediante la oralidad, los cánticos (mele) eran el modo de pasar información de generación en generación. Los cantos eran memorizados de forma estricta. En ellos se contaban historias mitológicas, acerca de la vida de los reyes, sobre el origen del Universo o diversos acontecimientos que eran importantes para su existencia.

Kava o kava kava

Es el nombre de la planta con cuya raíz se preparaba una bebida utilizada sobre todo en sus rituales religiosos.

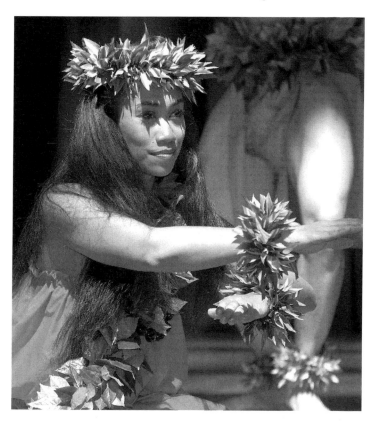

El antiguo ritual

"Todo acto religioso es ceremonia mágica y ambos son oración en su forma más elevada. La razón principal por la que los ritos religiosos y mágicos pueden ser considerados la forma más elevada de la oración es su intención. Primero de todo, están diseñados para facilitar la unión con un Divinidad."

Alexander S. Holub

En sus comienzos, el arte de Ho'oponopono era llevado a cabo por un kahuna, el guardián de los secretos, o por el miembro más antiguo de la familia. Primero se convocaba a la familia (ohana) que tenía el problema por resolver. Una vez todos juntos, se oraba (pule wehe), para invitar a todo el grupo a trabajar por el perdón y la reconciliación. Luego se manifestaba el problema y se discutía la transgresión. En este ámbito se esperaba que los miembros cooperaran en la resolución y no se aferraran a sus errores. Luego de una confesión y posterior arrepentimiento, venía el perdón. Todos liberaban al otro, lo soltaban. Se desprendían del pasado, es decir, quedaba resuelto el conflicto ('oki), y todos ya reconciliados finalizaban con un festín ceremonial denominado pani que frecuentemente incluía comer limu kala o alga kala, símbolo de la liberación. Actualmente, algunas familias mantienen este ritual.

2. Maestros del Ho'oponopono

Max Freedom Long

Max Freedom Long se graduó en Psicología y llegó a Hawái en 1917 para dirigir una pequeña escuela. Al poco tiempo de vivir allí, quiso saber más de esa cultura milenaria. Lamentablemente, la única literatura que hallaba había sido escrita por misioneros y no por los nativos del lugar. Sin embargo, en una ocasión, tuvo la oportunidad de conocer al Dr. William Tufts Brigham, geólogo, botánico y etnólogo, que desde hacía más de cuarenta años vivía en el lugar y se dedicaba a estudiar la cultura hawaiana. Este científico, respetado por el Museo Británico por la seriedad de sus trabajos, fue quien brindó información al estusiasta investigador para comprender mejor los secretos de los kahuna. Le dijo en una oportunidad, acerca de esta cultura: «Usan algo que tenemos que descubrir; revolucionaría el mundo si lo pudiéramos encontrar. Cambiaría el concepto de la ciencia. Preste atención a estas tres cosas: debe haber alguna forma de conciencia dirigiendo los procesos de la magia. Debe existir alguna fuerza ejerciendo ese control. Y también debe existir alguna sustancia, visible o invisible, a través de la cual, la fuerza pueda obrar, proceder y dirigirse. Vigile siempre esto».

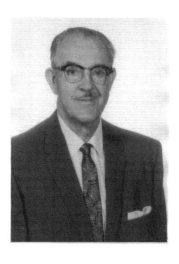

Tras la persecución de los kahunas estos tuvieron que ocultarse, y Long tuvo muchos problemas para hallar información de primera mano, solo conseguía negativas y silencio.

Pasaron algunos años y el progreso en la investigación cesó. En 1931 se retiró de las islas. No obstante, en 1935, retomó sus estudios. Comenzó el estudio profundo de la lengua hawaiana y sólo a través de ella pudo comenzar a comprender oraciones y cánticos de los kahuna y entender los secretos guardados tan celosamente por los chamanes. A él se le debe mucha de la información que actualemte circula sobre las tradiciones e idioma hawaianos.

"Donde quiera que estén las huellas del maestro, allí los oídos del que está pronto para recibir sus enseñanzas se abren de par en par."

El Kybalion

Mary Kawena Pukui

Nativa de Hawái, Mary Kawena Pukui (1895–1986) fue pionera en la preservación y revitalización de la cultura hawaina.

Ella se crió inicialmente sus abuelos maternos. Su abuela era una bailarina tradicional en la corte de la Reina Emma, su abuelo, kahuna, y su bisabuela, sacerdotisa. A la muerte de su abuela ella volvió a vivir con sus padres.

Se educó en la Academia de Misión de Hawái, y a temprana edad se dedicó a recoger y traducir proverbios, cuentos populares y refranes. Trabajó en el Museo Bishop desde 1938 hasta 1961 como traductora y asistente etnológica. Publicó un gran número de trabajos científicos. Es la coautora del Diccionario de Hawai y autora de varios libros que llevan su nombre. También fue cantante y experta en hula. Escribió la

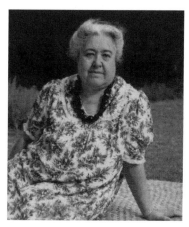

letra y la música de más de 150 canciones hawaianas.

Junto con ella, otros historiadores rastrearon las raíces de esta cultura y hallaron rituales y creencias fundamentales para la compresión del Ho'oponopono actual.

En 1977 fue nombrada Tesoro Viviente de Hawái.

Samuel Hoyt Elbert

Samuel Hoyt Elbert (1907-1997) fue un lingüista que hizo importantes contribuciones a la lexicografía y etnografía de Hawái. En 1936, empezó a trabajar para el Servicio Geológico de los Estados Unidos en Hawái; allí conoció a muchas personas que se dedicaban a la investigación del idioma y la cultura del Pacífico, la principal, María Kawena Pukui, de quien aprendió bien el idioma y con quien trabajó durante más de cuarenta años. Más tarde, obtuvo un doctorado en folklore, al presentar su tesis sobre "El jefe en la mitología hawaiana". En 1988, publicó una gramática de la lengua.

Años después publicó junto con Mary Pukui el Diccionario de Hawai: Hawaiian-Inglés; Inglés-Hawaiian.

Morrnah Nalamaku Simeona

Morrnah Nalamaku Simeona nació el 19 de mayo de 1913 en Honolulu, Hawái. Su madre fue una de las últimas kahuna lapa'au kahea (sanadora) reconocidas y miembro de la corte de la reina Lili'oukalani.

Si bien recibió su educación en un colegio católico, no dejó nunca de lado sus tradiciones y conocimientos maternos.

Justamente, esta educación recibida junto con su particular interés en la filosofía huna hizo que Morrnah actualizara y divulgara lo que llamamos actualmente técnica de Ho'oponopono.

Fue en 1976, a la edad de 63 años, cuando creó esa adaptación del Ho'oponopono llamado autoidentidad, proceso de limpieza kármica que trabaja desde la individualidad. Recordemos que antiguamente este procedimiento se empleaba en grupos familiares o entre miembros de una comunidad.

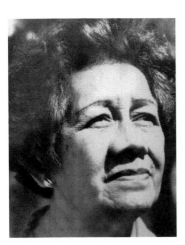

La presencia de elementos que encontraremos en su versión actualizada del Ho'oponopono se debe a que Simeona estuvo fuertemente influenciada por su formación cristiana y sus estudios filosóficos sobre China e India. De modo que, si bien, mantuvo la importancia de la oración como proceso de sanación, también incorporó términos tales como el karma y dirá entonces que los problemas surgen como consecuencia del karma negativo.

El karma es la energía que surge de los actos de las personas. Por lo general, este karma se entiende como una ley cósmica de retribución o, más sencillamente, como una ley de causa y efecto. De este modo, cualquier acción incorrecta es memorizada en nuestro interior y reflejada en cada objeto y persona que estuvo presente cuando ocurrió el hecho. Como esta "ley" prevalece en todo lo vivo y todas las vidas, Simeona propone "liberar aquellas experiencias negativas de reencarnaciones pasadas y resolver y eliminar traumas de los 'bancos de memoria'."

Simeona, durante años, profundizó en la técnica del lomi-lomi, un masaje tradicional transmitido de generación en generación por los sanadores hawaianos que trabajan el cuerpo y la mente. Con él se combina la labor de masaje realizado casi exclusivamente con los antebrazos, con la gemoterapia y la aromaterapia. El objetivo de esta técnica es conseguir la armonía total trabajando todos los músculos y facilitando el paso de los fluidos energéticos. Esto hace posible balancear no solo el físico sino los aspectos emocionales de cada persona.

Perfeccionado su sistema de autoidentidad, realizó conferencias en los EE.UU., en Europa y en Japón. Impartió sus conocimientos en universidades, instituciones religiosas, servicios médicos y empresas. Para difundir su nueva técnica, fundó en la década de los setenta Pacifica Seminars y, en 1980, The Foundation of 'I', Inc. (Freedom of the Cosmos), La Fundación de «yo» (Libertad del Cosmos). Simeona es autora de tres libros referidos a este tema. El 11 de febrero de 1992, murió en casa de un amigo, en Alemania. Tras su fallecimiento, su antiguo discípulo y colega, el doctor Ihalekala Hew Len, se transformó en el nuevo referente de esta técnica milenaria.

Dr. Ihaleakala Hew Len

El doctor Ihaleakala Hew Len fue alumno y socio de Morrnah Simeona. Se conoce, sobre todo, a partir de un hecho extraordinario: trabajando en el Hospital Estatal de Hawái como psicólogo clínico, logró sanar a los criminales más peligrosos y mentalmente enfermos sin siquiera tomar contacto con ellos, solo a través de su propia técnica con Ho´oponopono.

A diferencia de las enseñanzas de Simeona, el Dr. Len manifiesta que el objetivo fundamental del Ho'oponopono es "alcanzar el estado cero, en donde habría cero límites. Ninguna memoria. Ninguna identidad", y para alcanzar este estado es necesario reiterar de manera continua el mantra: "Lo siento. Por favor. Perdóname. Te amo. Gracias". Para ampliar esta información, pueden leer el libro *Cero Límites* (Zero Limits) que escribieron conjuntamente el Dr. Len y el empresario y autor Joe Vitale.

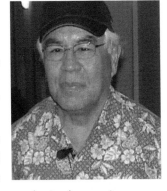

Su técnica, además, está basada en el concepto de responsabilidad total. Él afirma que somos 100% responsables de nuestras vidas, que nuestro afuera es producto de nuestro interior y la realidad o lo que entendemos como realidad es una construcción nuestra.

Si creo, de acuerdo con mis memorias, que la gente es hostil y sólo busca aprovecharse de mí, mi realidad estará conformada de esa manera: con gente que trata de hacerme daño. Si en mi subconciente se halla esa memoria que me dice que es cuando estoy enferma que la gente me presta atención y que no puedo vivir sola, buscaré compañía y llamar la atención a través de la enfermedad.

La felicidad es una experiencia espiritual

"La idea de asumir responsabilidad y hacerlo, hacer que suceda, encierra un gran poder."

Stephen Covey

Ser responsable por lo que yo hago o digo es una cosa. Ser responsable por lo que cualquiera que esté en mi vida hace o dice es otra muy distinta. Así parece en principio, sin embargo, la verdad es esta: si asumimos completa responsabilidad por nuestra vida, entonces todo lo que vemos, escuchamos, saboreamos, tocamos o experimentamos de cualquier forma es nuestra responsabilidad porque está en nuestra existencia. Esto significa que la situación económica, el estrés de la gente, las malas respuestas o cualquier cosa que experimentamos y no nos gustan, están allí para que las sanemos. Si deseamos, pues, que nuestro entorno mejore, debemos ante todo sanar nosotros.

Resulta que amarnos es el mejor modo de mejorar, curarnos, y mientras hacemos este proceso de sanación, el resto va sanando junto a nosotros.

Amarnos implica obviamente saber quiénes somos, cómo somos y aceptarlo, sin críticas ni juicios; y lo que impide que podamos conocernos y respetarnos tal y como somos son las memorias que se hallan en nuestro subconsciente. De modo que para que exista ese amor y aceptación será preciso limpiar recuerdos y acceder al Estado Cero, donde no hay juicios, culpas, ideas establecidas. En Estado Cero, al no haber límites, es posible hacer que lo deseemos, con amor y respeto. En Estado Cero soltamos todo lo accesorio, lo fútil; y este estado interno de calma, placidez y amor cambia por completo todo lo exterior.

Mabel Katz

Mabel Katz nació en la Argentina. Se mudó a Los Ángeles en 1983. Allí se transformó en una exitosa asesora fiscal y consultora de empresas. En 1997, fundó su propia empresa: Your Business, Inc.

Amplió su contribución a la comunidad latina de Los Ángeles debido a la creación y producción de un programa de radio y televisión semanal llamado Despertar, y luego con un show de televisión: El Show de Mabel Katz.

A pesar del éxito de su empresa y de la fama que obtuvo en los medios, Mabel prefirió seguir el deseo de su corazón: al estudiar con el Dr. Ihaleakalá Hew Len, Mabel ingresó al maravilloso mundo del Ho´oponopono.

Con el conocimiento de esta técnica, Mabel dictó talleres y conferencias para corporaciones, empresas y particulares alrededor del mundo.

Sus presentaciones, basadas en la responsabilidad, el perdón y la gratitud, se enfocan en modos prácticos para alcanzar lo que se denomina Zero Frequency®, estado en el que

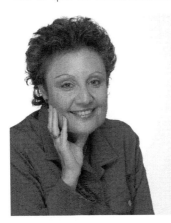

nos liberamos de memorias restrictivas y de reflexiones limitadoras. Mabel también es reconocida por su tarea en pos de la paz mundial. Escribió varios libros, el más famoso, *El camino más fácil.*

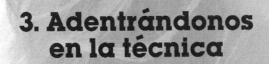

3. Adentrándonos en la técnica

"Todo lo demás puede esperar, pero tu búsqueda de Dios no puede esperar."

Paramahansa Yogananda

Ho´oponopono significa enderezar, enmedar o corregir lo que no está bien o es incorrecto. El Ho'oponopono nos enseña, entre otras cosas, que si aceptamos nuestro Ser Superior, calmamos nuestra mente y limpiamos las sensaciones y emociones que generan las viviencias pasadas desagradables, nos será posible cortar con el karma negativo; así, conectaremos con la alegría de vivir, la esperanza y sobre todo el amor.

Recordemos que el Ho´oponopono no requiere un manual de instrucciones, ni necesita aprender una lógica específica, sólo se trata de "soltar", de dejar de lado ese piloto automático que nos maneja a diario y poner nuestro presente y nuestro futuro en manos de Dios, Naturaleza, Fuerza Creadora Universal o como guste denominarlo.

Aclaremos, entonces, que este método no es ni una secta ni una religión, no tiene santos ni figuras de ningún tipo, no tiene como fin darle órdenes al Universo o a Dios, más bien es una práctica liberadora, porque solicitamos a esa Infinita Sabiduría que borre o transforme nuestras memorias para que transitemos el camino correcto.

Con el Ho´oponopono tenemos la posibilidad de descubrir todo nuestro potencial, tomar conocimiento de nuestro verdadero poder y encaminar o rectificar nuestro sendero.

El concepto de autoidentidad en las enseñanzas de Simeona

"El principal propósito de este proceso es descubrir la Divinidad dentro de uno mismo. Ho'oponopono es un profundo regalo que nos permite desarrollar una mutua relación con la Divinidad dentro de nosotros y aprender a pedir que en cada momento, nuestros errores en pensamiento, palabra, acto y acción sean limpiados. El proceso es esencialmente acerca de la libertad, completa libertad del pasado."

Morrnah Simeona

Como mencioné anteriormente, la importancia de su método se debe, más que nada, a la aplicación individual del Ho´oponopono, es decir, a su actual característica de método autoayuda.

También ha dejado su impronta al afirmar: "Somos la suma total de nuestras experiencias, lo cual quiere decir que estamos agobiados por nuestro pasado. Cuando experimentamos tensión o miedo en nuestra vida, si miramos detenidamente, encontraremos que la causa es realmente un recuerdo. Son las emociones que están atadas a esos recuerdos las que nos afectan ahora. El subconsciente asocia una acción o persona en el presente con algo que ocurrió en el pasado. Cuando esto ocurre, las emociones se reactivan y se produce la tensión".

Para ella, el propósito del arte del Ho´oponopono es la sanación física, espiritual y mental, y esto se logra a través del contacto con nuestro poder interior y la Fuerza Vital Universal.

Y para tal objetivo y de acuerdo con el Ho´oponopono tradicional, es fundamental comprender cómo estamos constituidos:

Señala Simeone que poseemos tres yoes o espíritus, cada uno con su parte energética y material correlativa.

1) Yo bajo o subcoonsciente (unihipili): es el lugar donde se almacenan nuestras memorias y se hallan las emociones (de ancestros y nuestras). Es por donde ingresa mana o energía vital. Aquí el nivel de energía es donde se halla más bajo.

2) Yo medio o consciente (uhane): es nuestra parte lógica, intelectual y quien toma decisiones. Su función es dirigir al subconciente, darle directrices claras y coherentes. Obtiene su energía del subconciente y esta energía es la que le da fuerza de voluntad para controlar al unihipili. Sin esta fuerza de voluntad el unihipili se comporta erráticamente.

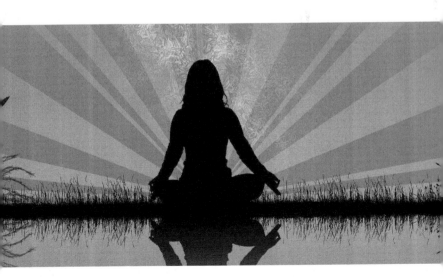

3) Yo superior o supraconsciente (aumakua): es nuestro aspecto espiritual y divino. Se dice que este Yo es la parte que sueña, tiene intuiciones y premoniciones. El aumakua debe iluminar al uhane. Además, no se encuentra en el cuerpo físico, sino fuera y a cierta altura en su cuerpo energético.

Entonces, de acuerdo con lo anteriormente dicho, podemos entender que será de suma importancia comprender cómo son nuestros Yoes y cómo interactúan, porque de ello dependerán tanto nuestra felicidad como equilibrio.

La 'autoidentidad' significa, de este modo, que durante el Ho'oponopono hay tres aspectos que debemos conectar y armonizar: recuerdos, vivencias – organización y directrices – y el aspecto divino para que sanemos.

Con el Ho'oponopono se pide a esa Energía Divina la liberación de los recuerdos, y como es ella (la Divinidad) quien creó todo, al solicitarle su intervención, actúa con su sabiduría y nos pone en nuestro justo camino, en el correcto. Repito… la curación no la hallaremos dejándonos manejar por nuestros condicionamientos, reglas y conceptos sino a través de un canal abierto con nuestro supraconciente o aumakua.

Cordón de plata, cordón dorado y canales energéticos

Tal como expliqué anteriormente, en la filosofía huna el ser humano posee tres espíritus: dos de ellos instalados en el cuerpo físico y otro fuera de él; los tres conectados a través de cordones y canales de energía. El unihipili se vincula con el cuerpo físico por medio del cordón plateado, cuya función es, ante todo, mantener la vida biológica del cuerpo y que se produzca intecambio de mana entre ambos. El cordón dorado conecta al unihipili con aumakua; por eso cuando oramos, debemos pedir fervientemente "limpieza"; porque dependemos de ese canal para que aumakua pueda enviarnos toda la información que necesitamos y en excelente estado. A través de este canal será posible borrar lo que no es necesario y a la vez ingresar información que nos lleve por el sendero correcto. Finalmente el uhane, al residir en el cuerpo, se comunica con el unihipili a través de canales energéticos, por este motivo, es tan necesario a veces emplear digitopuntura, acupuntura u otras técnicas cuyo fin sea el trabajo con meridianos.

Coherencia interna

Presten atención por favor a este punto esencial. Por un lado está el uhane, que es puro razonamiento, ordenamiento, lógica, pero sin el poder del unihipili; por el otro, está el unihipili, pura emoción, sentimiento, recuerdos y con toda la fuerza y el poder porque es la parte que acumula la energía vital. ¿Qué pasa si el uhane no le da instrucciones claras y precisas al unihipili? Este se desvía de su trayectoria, la persona se ve embargada por sentimientos descontrolados, emociones difíciles de entender, no tiene claras directrices y pierde de vista los objetivos.

Por eso es importante, que el uhane le diga de manera clara y concisa al unihipili qué es lo que debe hacer y hacia donde debe apuntar. No olvidemos que aquí juega un rol fundamental la palabra. El lenguaje con él debe ser claro, sin ambivalencias, sin chistes, porque el Unihipili no los entiende. De modo que, si el subconsciente es manejado coherentemente por el consciente y a su vez recibe la iluminación y sabiduría del supraconsciente, se logra armonía y plenitud.

Perfecto equilibrio

"Podemos apelar a la Divinidad que conoce nuestro plan personal, para la sanación de todos los pensamientos y recuerdos que nos están deteniendo en este tiempo. Es un asunto de ir más allá de los medios tradicionales para acceder al conocimiento sobre nosotros mismos."

Morrnah Simeona.

Además de una buena comunicación entre los tres yoes, debe existir un perfecto equilibrio. ¿Cómo lograrlo? El uhane, nuestra parte lógica, la parte que razona, ordena, organiza y debe brindarle suficiente contención, cariño y educación al unihipili (cuyo comportamiento es similar al de un niño pequeño), para que no se desboque, no se desborde.

Por otro lado, al aumukua (nuestro poder espiritual) calmará al uhane, porque si no se le pone freno, todo lo quiere ordenar y racionalizar, y todos sabemos que hay cosas que escapan a las leyes de la razón. No todo entra en moldes perfectos, no todo tiene una respuesta lineal. Además el aumakua ayudará al unihipili a sanar, a borrar experiencias dolorosas o por lo menos a tomarlas de otra manera para que ya no pruduzcan dolor y angustia, sino amor, solo amor.

Transmutación

"Se requiere coraje para ser uno mismo, y coraje para meterse dentro de uno mismo. No conozco coraje más grande que ese."

Osho

Transmutar es transformar algo de menor valor en otra cosa de mayor valor (en cuanto a materia se refiere) Ahora bien, esto aplicado al ser humano, a su Ser, se traduce como un proceso de perfeccionamiento, de elevación.

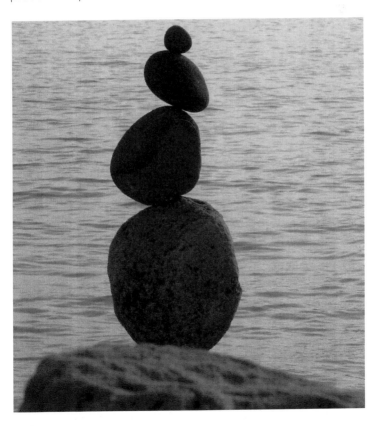

Cuando se aprende, a través de lo que se nos enseña en Ho´oponopono, a transmutar lo que hay en nuestro interior, lo que se halla guardado en el unihipili, ya no es posible relacionar recuerdos con emociones negativas tales como resentimientos, bronca, envidia, odio, etc. Sino que sólo se piensa en mejorar, en crecer interiormente; y como todos somos uno, cuando yo mejoro, también mejora mi realidad, entendiendo esta como la gente que me rodea, mi hogar, mi trabajo, mi carrera, el mundo. Transmutar es avanzar por el camino del saber. Transmutar es crecer.

Algo más sobre "el borrado de memorias"

"La luz es el símbolo que en huna representa la más alta energía espiritual, que es también un principio inteligente, lo cual significa que uno deja que la inteligencia natural de la divinidad balancee lo que reste por hacer, es como decir: yo he hecho todo lo que puedo, ahora dejo que la luz, la inteligencia natural del Universo, balancee lo que está más allá de mi alcance."

Shri Khaishvara Satyam

A estas alturas quisiera hacer hincapié en un tema que no podemos dejar pasar por alto, ya que es un concepto central del Ho´oponopono. Esta técnica milenaria no propone una "especie de amnesia". Sencillamente el ser humano no dispone de una sentencia o rutina como un ordenador para borrar toda la memoria. Tampoco se desea borrar TODOS nuestros recuerdos.

De lo que se trata aquí es de limpiar y eliminar esas sensaciones, sentimientos y emociones ligados a experiencias traumáticas y dolorosas. Es decir, si hemos perdido un ser querido, no podremos olvidarnos de él, pero sí limpiar la angustia, la ira y el dolor provocados por su partida. Se trata, entonces, de una "desmemorización de vivencias negativas y condicionantes o transmutación de recuerdos" es, pues, un cambio de visión, una trasformación hacia lo positivo y pacífico.

Yo no puedo sencillamente orar y pedirle a la Divinidad que borre como por arte de magia todos mis recuerdos, y de pronto un día me levanto y ya no me acuerdo de nada. Borrar memorias implica orar a la Divinidad y a nuestro Ser espiritual para que esas experiencias que nos producen desasosiego, inquietud o sufrimiento, que nos dominan, alteran y perjudican nuestro presente y futuro ya no lo hagan. ¿Se entiende la diferencia?

Ore a esa Sabiduría Universal para que sane esas heridas, para que ya no le condicione, que sea parte de un proceso de aprendizaje para crecer.

Hacer todo con amor

"Todo lo que hagan, háganlo con amor."

Corintios 16:14

Hay dos emociones básicas que mueven al mundo: amor y temor. El primero nos da felicidad, ganas de vivir, bellas emociones, nos ayuda a crecer, conforma lazos de unión, el segundo, nos entristece, nos sumerge en la soledad y nos hace involucionar.

El miedo no deja salir al mundo, no permite tomar decisiones adecuadas y promueve la desconfianza y la separación.

El amor es todo lo contrario, congrega, nos da fuerzas para encarar con fe y determinación las opciones que se nos presentan, da felicidad y unas ganas enormes de vivir.

No obstante, el amor, por raro que suene, requiere práctica, si uno no ejercita el corazón, se entumece con el tiempo.

¿Cómo, pues, se ejercita el amor? Como se haría en un gimnasio… muchas series, dedicación, energía y entusiasmo.

Les daré ejemplos concretos: cuando hacemos la limpieza del hogar, no se trata de ordenarlo todo más o menos, se trata de hacer la tarea con alegría porque estamos limpiando ese lugar que nos brinda un refugio, un lugar de descanso, un sitio donde nos reunimos con la familia y con amigos. Qué hermoso es volver a casa tras una jornada agotadora de trabajo y encontrarla ordenada, con bellos detalles, con ricas fragancias, ventilada. ¿No se sienten con más energía?

Si tenemos plantas, cuidémoslas bien porque son ellas las que le dan a la casa más energía, color y gracia.

En el trabajo, aunque estemos disconformes con el sueldo, el puesto o un jefe, no debemos olvidar que de allí obtenemos el dinero que necesitamos para comprar nuestros alimentos, pagar nuestras salidas, el colegio de los niños, sus ropas, entre otras cosas, y es necesario amarlo, darle lo mejor que podamos.

Con respecto a los lazos familiares y de amistad, es importante visitar a padres, amigos, abuelos, primos, hermanos, llamarles habitualmente por teléfono para saber si necesitan algo o están bien. Las buenas acciones y el genuino interés producen amor.

Finalmente, en cuanto al propio cuidado, será fundamental dedicarnos a nosotros mismos interna y externamente porque eso acrecienta el amor hacia nosotros y por quienes nos rodean. Poner atención en nuestra higiene personal, prestar atención a aquellas informaciones que puedan ser beneficiosas para nuestra mente, realizar cursos que aporten nuevos conocimientos, una comunicación amorosa y respetuosa con los demás, aprender a aceptarse sin condiciones.

Mana y Pono

"Recuerda siempre que eres Dios en un ser humano, y un ser humano en Dios."

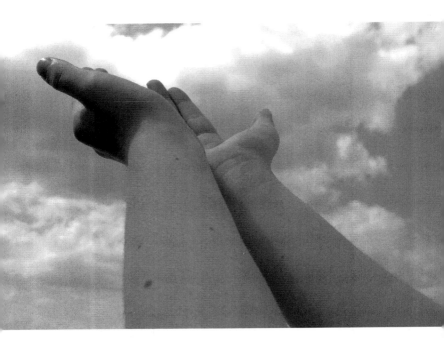

Mana es poder, energía o fuerza animadora. Se halla presente en todos los seres vivos e inanimados del Universo. Fluye entre el mundo espiritual y físico. Esta energía puede ser adquirida inteligentemente y manejada a voluntad. Justamente cómo se maneja este mana es por lo que el hombre puede ascender espiritualmente, y la garantía de ascender espiritualmente sólo se obtiene a través del pono que significa deber, responsabilidad, rectitud y justicia. Sin pono no es posible una buena forma de vida ni física ni espiritual.

En algunas culturas, este "flujo vital de energía" se lo conoce como Chi, Qi, Prana o Shakti.

En la filosofía huna, como en algunas religiones o disciplinas, se afirma que el ser humano puede controlar y emplear esta energía, a través de diversas técnicas, acumulándola, distribuyéndola y acrecentándola.

La herramienta principal para el manejo del mana es la meditación y respiración. A través de estas técnicas es posible equilibrar adecuadamente la energía y armonizar a la persona tanto física como espiritualmente.

Sumemos esta herramienta: mantra

"Antes de postrarte en oración, lanza de ti cuanto puede embarazar el vuelo de tu espíritu."

Tomás de Kempis

"La oración no cambia a Dios, pero sí cambia a quien ora."

Soren Kierkegaard

La palabra mantra proviene del sánscrito y quiere decir liberar la mente (man: mente; tra: liberar). Un mantra podría decirse que es una oración, larga o corta, que se emplea para invocar a la Divinidad o para ayudar a meditar. Sobre todo en estos tiempos de tanto estrés y angustia, se recomienda mucho como técnica para preservar nuestra mente de esos ciclos obsesivos, recursivos y negativos del pensamiento, porque a través de la repetición de ciertas palabras o sonidos, los pensamientos improductivos se alejan o desaparecen dando lugar a pensamientos claros y equilibrados. Los mantras, entonces, constituyen un lenguaje perfecto para comunicarnos con nuestra Divinidad y calmar nuestro consciente y subconsciente. Además, a través de la repetición de la oración, se genera una vibración (por efecto del sonido de dicha oración) que produce energía, energía que confiere tranquilidad y bienestar.

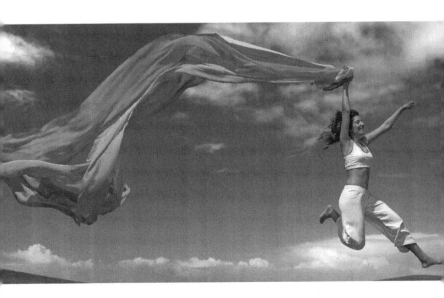

Genuinas ganas de sanar

Si podéis curar, curad; si no podéis curar, calmad; si no podéis calmar, consolad.

Augusto Murry

Hace tiempo que leo libros, veo vídeos, asisto a seminarios sobre Ho´oponopono y, en muchos de ellos, lamentablemente, he notado que se afirma que con sólo recitar "lo siento, perdón, gracias, te amo", todo se resuelve de buenas a primera y tal como lo deseábamos. Lamento mucho decirles que así no funciona esta técnica ni ninguna.

Ante todo hay que decir que para sanar no sirve recitar oraciones como un loro. La oración es una comunicación, es una conversación con la divinidad. Y cuando nos dirigimos a ella debe ser con profundo respeto y reconocimiento. Además, debe existir un ferviente y genuino deseo de perdonar y ser perdonado, sanar y ser sanado. Nada cambiará si se tienen ideas equivocadas al respecto.

En esta sociedad moderna nos acostumbramos demasiado a llenarnos de rituales y fetiches pensando que nos harán bien. Nunca vi tantas imágenes de buda (gorditos, flaquitos, grandes, pequeños, y hasta de colores), pirámides de vidrio, llamadores de ángeles, piedras de colores, estampitas de santos, como estoy viendo en estos momentos.

El Ho´oponopono no debe transformarse en otro objeto/fetiche, sólo debe emplearse desde una legítima necesidad de cambio y deseo de desarrollo espiritual.

De tal modo, únicamente cuando sintamos un auténtico

respeto por la técnica y lo que implica su utilización estaremos en posición de recibir sus beneficios.

Acerca del perdón

"El perdón cae como lluvia suave desde el cielo a la tierra. Es dos veces bendito; bendice al que lo da y al que lo recibe."

William Shakespeare

Una forma de "liberarnos" es a través del perdón. Este nos brinda la posibilidad de empezar de cero y, de este modo, todo es posible. En este estado, nos hacemos más flexibles, nuestra mente se expande y nuestro espíritu se halla más dispuesto a nuevas opciones.

Es fundamental perdonar, perdonarnos y solicitarle a la Divinidad y quienes hayamos perjudicado o herido, su perdón.

Vayamos por partes:

1) No se trata de presentarse ante una persona que les hizo daño en su momento y pedirle perdón. Primero, porque quedaremos como locos, segundo porque no sabemos si esa persona deseaba nuestro perdón. Cuando hablo de perdonar, más bien lo pienso como un acto íntitmo y de autosanación, en donde me digo: te perdono porque ya no quiero ocupar más mi mente y mi alma con rencillas y rencores. Es inútil tener estos sentimientos. Te libero. Con ese paso yo soy la persona que sano. (Proceso de borrado de memorias.)

2) Cuando digo que debemos perdonarnos me refiero es-

pecíficamente a empezar a amarnos, tal y como somos, sin castigarnos, sin exigirnos. Es correcto querer actuar adecuadamente y mejorar pero siempre dentro del respeto hacia nosotros mismos, teniendo en cuenta y aceptando nuestras características.

3) En cuanto a pedir perdón a la divinidad, al Todo, a la Energía Universal, o como deseen llamarle (cada uno dentro sus creencias) significa pedir disculpas por errar habiendo sido creados perfectos. Es reconocer la grandeza de Dios y decirle... perdóname por actuar de manera tan equivocada... lo siento... hiciste una obra maravillosa... gracias y te amo como Padre/Madre creador/a.... me arrepiento por mis malas actuaciones y haré lo posible por ser mejor.

4) Finalmente, veremos qué pasa con el solicitar perdón a

Kapu

La palabra hawaiana kapu se traduce como "prohibido". Antiguamente, en Hawái, kapu se refería a un sistema de leyes y normas. Una ofensa kapu consistía en una infracción de tipo corporal o espiritual. El no respetar una norma o ley llevaba a que la persona enfermara y posiblemente muriera. La curación, entonces, sólo podía producirse cuando la persona enferma expiara por esa transgresión. El ritual era llevado a cabo por un kahuna. Allí se pedía perdón a los espíritus y a las personas agredidas en caso de que las hubiera y se agradecía a los dioses por su intervención.

gente a la que dañé de alguna manera. Y aquí mucho cuidado. No debemos pedir disculpas, porque detrás de las disculpas hay justificaciones y detrás de las justificaciones, existe el hecho de no asumir responsalibilidad. La única manera de sanarnos es aceptar la plena responsabilidad por lo que hicimos, y sin ningún tipo de explicación pedir perdón humildemente. La disculpa sólo tapa heridas que con el tiempo se infectan. La solicitud de perdón que comporta responsabilidad y arrepentimiento sana la herida. Ténganlo muy en cuenta.

Shri Khaishvara Satyam nos dice que cuando uno pide perdón tienen que estar presentes cuatro principios: a) arrepentimiento (según los budistas, es uno de los principios que logra limpiar el karma); b) deseo de reparación; c) amor; d) gratitud.

Acerca del acto de bendecir

"Que el Señor te bendiga y te proteja;
que el Señor te mire con agrado
te muestre su bondad;
que el Señor te mire con amor
y te conceda la paz."

(La Biblia.)

Bendecir es un acto de amor y expresión de un deseo benigno dirigido hacia una persona, varias personas o a nosotros mismos. Es una forma de dar cariño porque invocamos a la Inteligencia Infinita y al Ser espiritual que hay dentro nuestro para que nos ayude a mejorar y asistir a los demás.

Cuando bendecimos solicitamos que la persona a quien nos referimos sea beneficiada con todo el bien que se le pueda brindar, ya sea económico, laboral, familiar, amoroso, espiritual.

Es una acción generosa y desinteresada que hace que incremente el poder del amor. Tengamos en cuenta que se puede bendecir animales, plantas, cosas o personas, ya que todos son hijos de la Creación Divina.

Ihaleakala Hew Len, al igual que Morrnah Simeona y otros kahunas afirman que hay que bendecir hasta las enfermedades. No es correcto detestar una dolencia, un tumor, una infección. Eso hace que el mal empeore o que en vez de morir (físicamente) en paz, lleguemos al fin de nuestros días cargados de angustia e ira.

En su lugar, todas estas disfunciones del cuerpo deben ser entendidas como una manera, un medio para comprender qué es lo que hicimos erróneamente, en qué nos equivocamos de modo que podamos reparar el error para evolucionar espiritualmente.

Agradecer

"Esta noche, antes de acostarte, dedica unos momentos a dar gracias por cinco cosas de tu vida que no necesitan curación. Durante el día, cuando te sorprendas temiendo por cosas que parecen ir mal, acuérdate de decir una oración de gratitud por todo lo que esta bien."

Joan Borysenko

La gratitud es un factor fundamental en cualquier proceso de sanación. Ser agradecido implica APRECIAR lo poco o mucho que poseemos, lo que somos, cómo somos, los amigos que hicimos, la familia que tenemos, todo, en definitiva.

Axiomas del perdón según Paul Ferrini

1. Sólo cuando nos perdonamos podemos perdonar a los demás. Esto no es un acto que nace del raciocinio sino del corazón.
2. El perdón verdadero es incondicional.
3. El perdón debe ser una práctica diaria y continua.
4. Cada acto de perdón, por pequeño que sea, es suficiente y cuenta.

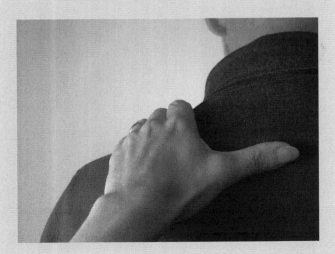

Inhoa Makani

Valorar cuanto nos sucede cura nuestros dolores, angustias y hace que el Universo se vea sencillamente hermoso y con millones de posibilidades para nosotros.

Personalmente, no en pocos casos, he descubierto el milagroso resultado de esta actitud positiva. Cuanto más agradezco los pequeños logros, eventos o circunstancias de la vida, aparecen cosas más grandes y vivificantes que me hacen sentir mucha ilusión con respecto a mi futuro.

Me gustaría aclarar, dicho sea de paso, que a algunos el agradecimiento les surge naturalmente, pero cuando no es nuestro estilo es importante cultivar la práctica, crear el hábito.

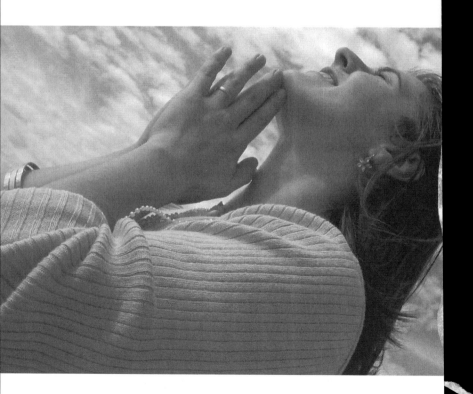

La gratitud es uno de los mejores métodos para focalizarnos en todo lo bueno que nos pasa.

Brindar una sonrisa y decirle ¡gracias! a una persona que nos ayudó le produce ganas al otro de seguir haciendo buenos actos y genera una cálida sensación de bienestar.

Lee Coit va un poco más allá y nos dice: "Sentirnos agradecidos por aquellas personas que pensamos que nos han hecho daño puede ser más difícil, pero es un modo muy eficaz de sanar el pasado. A eso yo lo llamo GRATITUD INCONDICIONAL".

Somos 100% responsables de lo que nos sucede

"Cuidado, responsabilidad, respeto y conocimiento son mutuamente interdependientes."

Erich Fromm

Cada vez que practicamos Ho´oponopono debemos asumir el cien por cien de nuestra responsabilidad de todo en nuestras vidas, tanto en los aciertos como en los errores" nos dice Alfredo Pérez Agustí. Y es que uno de los pilares de esta técnica es la afirmación de que debemos estar conscientes de que nosotros somos los creadores de lo que nos sucede y de lo que acontece en el mundo. Si no aceptamos de esto, difícilmente podamos realizar cambios y sanar.

Por lo general, cada vez que nos pasa algo, le echamos la culpa a los padres, a los hijos, a los vecinos, a los políticos, al país, pero ¿cuándo realmente y de corazón decimos "por esto que estoy pasando y viviendo soy responsable"? Rara vez. Siempre le echamos la culpa al otro.

De modo que para poder llegar a crecer espiritualmente y modificar nuestra realidad es fundamental aceptar que todo lo que acontece en nuestra vida cotidiana sucede porque así lo construimos. Ahora bien, no nos olvidemos que en nuestra realidad juegan un papel primordial "las memorias", es decir, todos esos esquemas, reglas y prejuicios determinantes a la hora de conformar nuestro mundo. De ahí que podamos observar que el borrado de memorias sea un paso inevitable. Si no trabajamos en esta limpieza difícilmente podamos armar una realidad más bella y acogedora. Como afirmaba Einstein: "Si buscas resultados distintos, no hagas siempre lo mismo".

El doctor Len en una entrevista decía lo siguiente: "Estamos aquí porque la divinidad nos ama tanto que nos está dando una oportunidad para enmendar los errores y liberarnos de nuestro pasado. Una vez liberado, todos los demás quedan liberados". Así, se obtiene lo que se necesita, que es la inspiración, y luego todos los demás la obtienen. Por lo tanto, usted es responsable, cien por cien responsable.

Buda Gautama les explicaba a sus discípulos: "Cuida el exterior tanto como el interior; porque Todo es Uno."

Todos somos uno

"El ser humano no está separado de la naturaleza, del planeta y de los otros seres humanos, todo está interconectado por relaciones causales y también por vínculos sutiles energéticos."

Shri Khaishvara Satyam

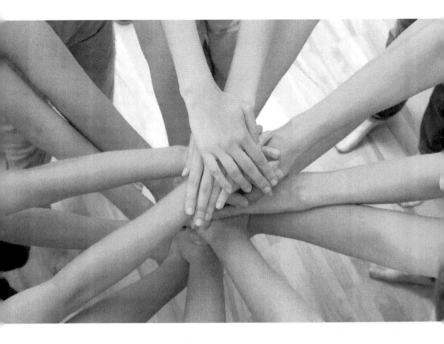

El Ho´oponopono se basa en que yo, tú, nosotros somos uno. Todo el Universo está unido. La separación es una ilusión. El ser humano está acostumbrado a racionalizar, a armar paquetes de información para manejar la realidad de una manera lógica, y en esa operación hace un trabajo de división y separación; obviamente, un acto completamente opuesto a lo que hace o como funciona el supraconsciente, el espíritu divino mediante el cual estamos todos unidos y comunicados.

Recuerda: lo separativo es una ilusión. No existe el ser aislado. Todos estamos comunicados con todos y formamos un Uno total y abarcativo.

"La realidad es sagrada porque es holística."

Krishna

El otro es mi espejo

"No reduzcas tu amor a una relación. Permite que la otra persona se convierta en un espejo de ti mismo. Al explorar la otra persona, te exploras a ti mismo. Los que se aman, se convierten en espejos, el uno del otro y entonces el amor se convierte en una meditación."

Osho

Muchas veces nos preguntamos por qué nos rodeamos de gente que nos hiere, nos lastima, no le preocupa nuestro bienestar, ni se alegra cuando algo nos sale bien. Les explico: esto no es casualidad.

Diría que es alarmante, si hacemos un repaso concienzudo, cuando comprobamos efectivamente la cantidad de gente con la que estamos rodeados habitualmente y no sentimos buenas vibraciones, nos deja con una sensación desagradable y en ocasiones lejos de causarnos agrado nos produce un feo sentimiento. Esto sucede por una sencilla razón: muchas personas aparecen en nuestra vida (o nosotros aparecemos en la vida de otros) porque actúan como espejos, esto es, llegan porque necesitamos aprender algo de ellas, algo que no deseamos ver y que sin embargo está en nosotros y debemos corregir.

Tú quizá nunca te pusiste a analizar, por ejemplo, por qué te hallas en compañía de una persona egoísta o malhumorada, y sucede que esa persona está frente a ti para que elimines esos errores, es decir, tu egoísmo o mal carácter.

Un amigo muy querido, desde hacía un tiempo, se quejaba de que su novia era inconstante, impuntual, incumplidora. Eso lo deprimía bastante al punto que siempre decía que la deja-

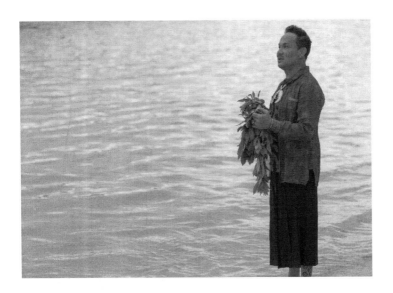

ría, cosa que nunca sucedía. Un día, charlando sobre el tema, yo le pedí que se describiera a sí mismo, y cuando empezó con la descripción comprendió que él tenía esos defectos de los que acusaba a su novia. Quizá más atenuado, pero los tenía, y eso era sumamente perjudicial para su carrera, trabajo e, incluso, para su vida social. Allí mismo comprendió que su pareja, sin saberlo, seguramente, estaba mostrándole una faceta de sí mismo que él se estaba negando a reconocer. Descubrir eso fue revelador para él, porque no solo lo ayudó a enmendar sus errores sino que en el mismo proceso sanó a su pareja.

Cada persona que tienes frente a ti está para enseñarte algo, no debes despreciarla, debes agradecer su presencia porque por ella estás aprendiendo algo importante de ti.

Amar: la verdadera necesidad

"Amar profundamente en una dirección nos hace amar más en todas las demás."

Anne-Sophie Swetchine

Mornah Simeona, como los grandes kaunas, convienen en que la mayor necesidad es la de amarse, ya que al amarnos, se transforma el mundo.

Un automóvil lujoso, una casa más grande, fortuna, poder son deseos. Algo muy diferente de lo que es la necesidad.

Los deseos brindan, bajo ciertas circunstancias, alegría, alivio, placer, pero no hace a la felicidad en sí y son cosas fugaces. Hoy deseamos un piso de dos ambientes, mañana de cuatro y luego una mansión, y tener esto último no nos hará sentir mejor que cuando teníamos nuestro primer hogar.

La felicidad, en cambio, producida desde el amor es algo inalterable. No amo más o menos, sencillamente amo y cuando me siento feliz porque que amo, no soy un poquitín feliz, sólo soy feliz.

Cuando estamos inspirados por el amor, nos aceptamos tal cual somos, nos perdonamos y perdonamos a los otros, vivimos intensamente porque el miedo y la duda no nos dominan. El amor hace que nos tornemos laxos, comprensivos, sabios.

El amor es el combustible del Ser.

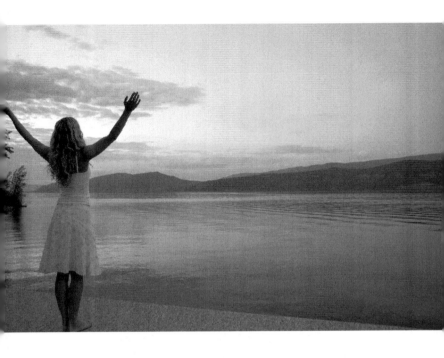

Ho´oponopono
y expectativas

"Tanto las expectativas como los recuerdos son más que simples imágenes basadas en las experiencias previas."

Samuel Alexander

Quisiera aclarar que no son compatibles los términos
Ho´oponopono y expectativas. Ambos apuntan hacia diferentes cuestiones.

Las expectativas se apoyan en creencias formadas y elaboradas en el unihipili. Con las expectativas armamos un futuro ideal y, por cierto, irreal, que inevitablemente nos conduce a la decepción y amargura.

Con Ho´oponopono no nos formarnos expectativas sino que aspiramos a mejorar, a sanar y evolucionar. Aspiramos, dije bien. Anhelamos sentirnos bien, de la mejor manera, sin armar toda una fantasía.

Pedimos y oramos a los espíritus sabios que nos iluminen y que nos muestren el mejor camino para vivir plenamente. Ahí radica la gran diferencia.

Cuando pronunciamos las palabras: "Lo siento, perdóname, gracias, te amo", estamos dando permiso a la divinidad para que actúe. Estamos soltando el volante y le cedemos el lugar del conductor a la divinidad. Dios o la Energía Universal no es nuestro sirviente, por tanto no se le pueden solicitar tonterías, porque hará oídos sordos, en su lugar, realizará lo que considere mejor para nosotros, en tanto y en cuanto el deseo genuino sea sanar y evolucionar espiritualmente. Nuestra mente es limitada y por tanto nuestros deseos y expectativas también lo son, su poder en cambio es ilimitado y sabio y estará focalizado en nuestra evolución como seres que marchamos hacia la Iluminación.

Elecciones que hacemos

A veces creo que es más difícil pensarnos como partes o fragmentos que como un campo total. De hecho es así. Cuando comprendemos que está a nuestro alcance hacer elecciones que nos brindan un poder ilimitado no es fácil asimilar que a pesar de ello una gran mayoría prefiere vivir aislada, separada. Muchos desean pensar que no forman parte de esta gran comunidad, que son seres completamente independientes y distintos de los demás; una postura absolutamente respetable, por cierto, ya que cada uno puede creer lo que quiera, pero solitaria y hasta diría poco eficaz.

Si pensamos la vida desde la nueva perspectiva, tendremos en nuestras manos la posibilidad de cambiar nuestro presente y futuro.

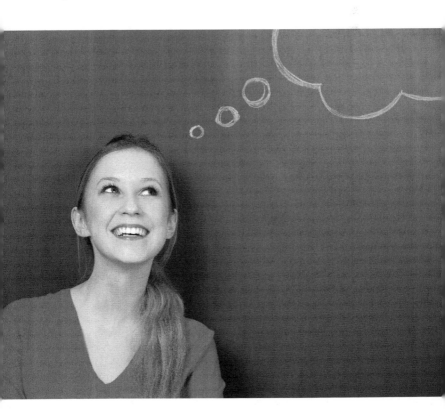

Veamos a continuación la lista de las diez elecciones que elaboró la autora del libro *Conoce el poder de tu Campo cuántico*, Brenda Anderson, y que yo he relacionado con la filosofía huna:

A- Las rutinas agradables: según los siete principios de la filosofía huna, nuestra energía actúa en donde ponemos nuestra atención, entonces, es de esperar que si dedicamos nuestra fuerza y concentración en aquellas tareas que realizamos a diario sólo por el hecho de ser conocidas y darnos seguridad (para evitar la incertidumbre y temor) estaremos operando con elecciones de baja energía, porque estaremos evitando lo que implica la verdadera existencia: sorpresa, aventura e ilusión.

B- Darle vueltas a un asunto: el acto de rumiación, como se le suele llamar al pensar una y otra vez en lo mismo, produce no sólo malestar sino que se transforma en un serio obstáculo para el normal desarrollo de la persona. Se trata de un mal funcionamiento o funcionamiento de baja energía, porque nos trabamos continuamente con los mismo temas y no dejamos fuerza, poder y energía para lo que verdaderamente importa… una vida plena, amistad, salud y proyectos nuevos.

C- Girar en círculo: cuando no trasmutamos nuestras memorias, solemos hacer todos los días lo mismo, tendemos a realizar en cada ámbito las mismas cosas, reaccionar de la misma manera. Cuando nos conectamos con el Todo, pedimos sabiduría para cambiar, conocimientos nuevos para reemplazarlos por los viejos y, de ese modo, es posible hacer cosas diferentes.

D- Imanes: Cuando las memorias o ideas negativas basadas en el temor, el enojo, la decepción o la frustración son las cuerdas que manejan nuestra vida, seguiremos atrayendo más de lo mismo. Es hora de conectarnos con el Campo, ahora es el momento de conectarnos con nuestro mana para salir del lado oscuro o de baja energía y empezar a atraer todo lo positivo.

E- No juzgues: Cuando juzgamos dibujamos nuestro mundo, lo ordenamos de acuerdo con nuestras creencias, dictamos qué es bueno o malo y etiquetamos todo. Ya está, asunto terminado, esto es así y así funcionará porque lo dictaminamos y catalogamos de esa forma. Pues no, no son

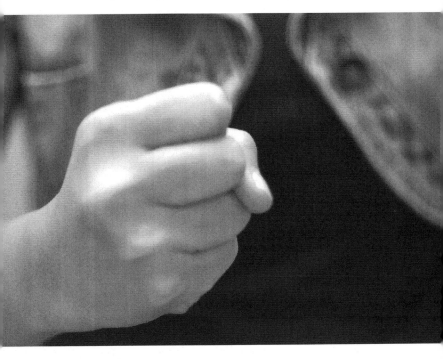

así las cosas. Cuando abandonamos las interpretaciones y abrimos nuestra mente, se manifiesta ante nosotros una nueva realidad, un mundo con sobresaltos, sí, porque la incertidumbre produce eso, pero, también, posibilidades de que ocurran cosas sorprendentes y maravillosas. De este modo, nuestra visión se amplía y limpia y percibimos el mundo de manera diferente: sin fronteras, con un poder ilimitado para evolucionar.

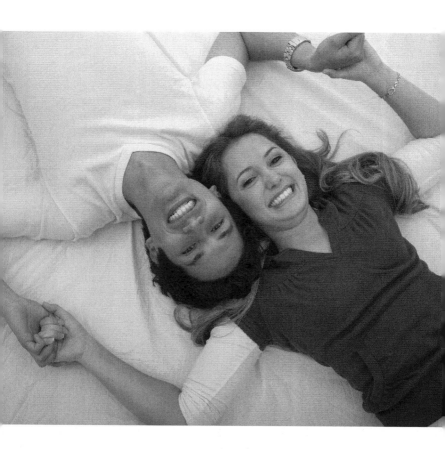

F- Anímate: Valentía para cambiar, de eso se trata; y no mañana u otro día, sino hoy y ahora. Se requiere coraje para tomar la decisión de hacer cosas nuevas, acabar con las memorias, pero es fundamental. Son tan importantes para nosotros los cambios, como el respirar. He conocido gente a lo largo de mi vida que parecen "muertos vivientes o momias", conservan su forma pero en su interior están muertos, nunca se atrevieron a modificar nada y cada día fue una repetición exacta del día anterior, el temor los anuló y los convirtió en seres opacos, tristes, sin esperanza porque jamás tuvieron la iniciativa de enfrentarse a lo nuevo. Eso es precisamente lo que debemo evitar. La aventura nos espera en cada segundo y con cada paso, sólo es cuestión de tener audacia.

G- Sintoniza: Ya lo dije en reiteradas oportunidades… no somos simples unidades aisladas. Pensar en estos términos es solo una fantasía. Entender que formamos parte de este Campo Energético totalizador, unificador, que nos conecta con familia, amigos, vecinos, compañeros, porque todos somos piezas de un mismo rompecabezas cósmico.

H- Observa: Tal como se propone en el budismo, en la técnica del Ho´oponopono se debe asumir una posición contemplativa, sin juzgar, sin tomar partido, solo se trata de mirar y aceptar. Así ocurre con el aprendizaje, el cambio, absorviendo y no rechazando.

I- Conecta con la verdad: Cuando uno es honesto consigo mismo y con el prójimo es posible amar y comunicarnos. Es el modo de operar con alta energía y tomar conciencia del gran Campo cuántico del que somos parte.

J- Cree: Tal y como afima uno de los principios huna, el mundo es lo que pensamos que es, por lo cual, si creemos que la gente es dañina sentiremos que los que nos rodean nos agreden, si en su lugar, tenemos creencias positivas, estaremos operando con nuestro más alto nivel de poder y creatividad.

Gregg Braden: ciencia y espiritualidad de la mano

"Sólo tengo una pequeña gota
de conocimiento en mi alma.
Deja que se disuelva en tu océano."

Rumi

Gregg Braden es un reconocido escritor en cuyos textos puede encontrarse una confluencia entre la espiritualidad y la ciencia de vanguardia. Este autor explica que el hombre es el creador de su mundo y de sus circunstancias, que todos somos uno y que existe una Energía Universal que todo lo conforma y penetra. ¿Ya lo hemos leído esto no? ¿Les suena a Ho´oponopono? Sencillamente sorprendente. ¿Se han dado cuenta de la estrecha relación entre ciencia, filosofía y religiones orientales y Ho´oponopono?

Volviendo a Gregg Braden, actualmente se lo considera un "científico new age" dado que ha tomado en sus manos la tarea de unir los hilos de la ciencia con los de la espiritualidad.

En uno de sus libros, por ejemplo, formula la relación que

existe entre el magnetismo de la Tierra y la velocidad en que se manifiestan nuestros pensamientos dentro de esta realidad que consideramos real pero que es ilusioria.

Afirma, asimismo, que cuanto mayor es el magnetismo, mayor es el tiempo que transcurre entre lo que pensamos, deseamos y sentimos y su respectiva concreción en el mundo.

También, explica que nuestro ADN puede cambiar de acuerdo con las frecuencias que generan nuestras emocio-

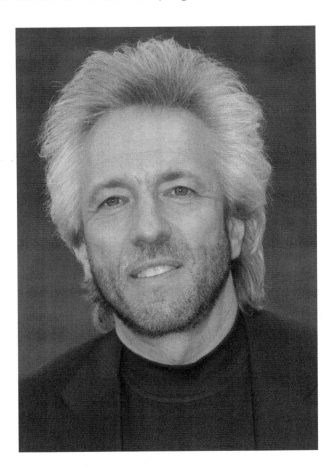

nes y pensamientos. Esta afirmación se basa en la demostración de que las frecuencias energéticas más altas, como las que produce el amor, nos impregnan, penetran y modifican materialmente, no sólo a nosotros sino a todo el planeta, a todo el Universo. Así visto, es de esperar que el gran postulado sea manifestarse con sentimientos, pensamientos y emociones positivas, ya que sus frecuencias de energía nos pueden iluminar, hacer evolucionar.

Propone a personajes como Buda, Krishna, Mahoma o Jesús como ejemplos a seguir, como seres evolucionados de los que es necesario aprender.

Luego de esta exposición me gustaría detenerme particularmente en un libro de Braden: *Secretos de un modo de orar olvidado*. Quiero hablar de este texto porque justamente el Ho´oponopono pone mucho énfasis en la oración, de modo que creí pertinente construir un puente entre la tesis de este autor y la técnica hawaiana ancestral.

Resulta que, a partir del hallazgo de ciertos manuscritos en el Mar Muerto, a mitad del siglo XX, se revelaron cuestiones que no pueden pasarse por alto. En ellos se encuentran instrucciones de un modo olvidado de orar, que Bradden explica como el Efecto Isaías. Un rollo de dos mil años de antigüedad redactado por el profeta Isaías describe con precisión, estilo brillante y composición armoniosa posibilidades que sólo en este momento de la ciencia estamos apenas vislumbrando. Aunque no lo crean, Isaías detalló, hace tantísimo tiempo, la ciencia de cómo elegir qué futuro experimentar.

Tengan en cuenta que desde no hace mucho, la ciencia cuántica insinúa la existencia de futuros posibles para cada momento de nuestra vida. Es decir, que cada futuro se encuentra en estado latente hasta que lo "despertamos" debido a las elecciones que hacemos en el ahora. De estas opciones dependerá nuestro destino.

Uno de los modos, pues, de acceder al futuro que deseamos es por medio de la oración, pero la oración "emocional". Posiblemente se preguntarán ¿a qué me refiero con esto? Sucede que desde siglos atrás se conoce la estrecha relación entre nuestro mundo interior y el mundo exterior, y que ese exterior sería un espejo de nuestro ser interno (tal como proponen las creencias hawaianas). Así, se establece que nuestro bienestar y el del Universo, son absolutamente interdependientes.

El profeta Isaías nos hace llegar a través de sus palabras cómo lograr acceder a través de la oración a esos futuros posibles ya creados. Explica que debemos orar con los mismos sentimientos y emociones a los que aspiramos, esto es, por ejemplo, si deseamos felicidad, debemos hacer una plegaria en estado de agradecimiento y felicidad. El poder de la oración radica justamente allí, en atraer sentimientos con pensamientos y emociones positivas. Jamás podremos obtener buenos resultados cuando nuestra oración esté impregnada de lamento, dolor, ira o despecho. La oración en este sentido funcionaría como un poderoso imán, mediante el cual atraeríamos sentimientos equivalentes.

4. Para orar todos los días con Ho'oponopono

Abrir los ojos

Divinidad, el mundo en el que vivo,
no me gusta, existe pobreza, soledad, dolor, enfermedades,
odios y muchos males, y yo creía que todo eso
lo habían creado los demás y que yo era la víctima.
Hoy entiendo lo erróneo de esta manera de pensar.
Al comprender esto, me pido perdón y pido perdón a todos
los que había juzgado.
Doy gracias por haber compendido esta verdad.
Gracias a esta nueva visión puedo amar y ser amado.

Mi responsabilidad

Lo lamento, por favor, perdóname
por cualquier cosa que se halle en mi interior
que se manifieste como un problema
en mí o en quienes me rodean.

Borrando mis memorias

Por favor, te pido que cualquier tipo de memoria
que produzca daño sea borrada o trasmutada,
para sanar y ayudar a los demás.
Gracias, te amo.

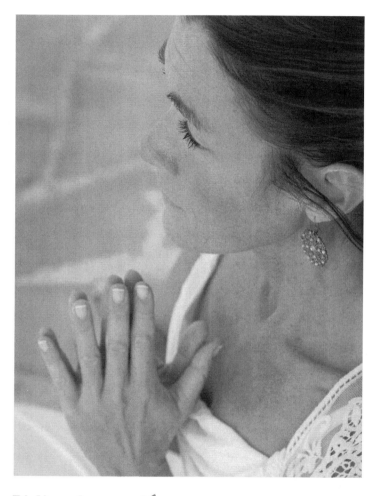

Pidiendo perdón

Te amo.
Si desperté sentimientos hostiles en ti
realmente lo siento y te pido perdón.
Gracias, te amo.

Para estar bien con la pareja

Quiero que mi vida afectiva esté bien
deseo la felicidad para ambos.
Quiero que el amor nos una,
deseo que entre los dos siempre haya buen entendimiento.
Gracias. Te amo.

Oración para hallar pareja

Encontraré pronto alguien a quien amar.
Encontraré pronto alguien que me ame.
Deseo dar y recibir amor.
Gracias. Te amo.

Oración especial para una gran limpieza

(Extraído del libro *El arte de Ho'oponopono. El secreto de los sanadores hawaianos*, de Luc Bodin y María-Elisa Hurtado-Graciet.)
Gracias, te amo, no sabía que tenía en mí esos recuerdos que han creado el problema. Perdóname.
(…)
¿Qué hay en mí que esté creando ese problema? Estoy liberado para liberarlo. Gracias. Te amo por estar en mi vida y darme la oportunidad de liberar esos programas inconscientes. Gracias. Te amo.
(…)

Ejemplo de oración tradicional (pule) ejecutada por un kahuna para iniciar un encuentro destinado a resolver problemas

(Extraída del libro *Kahuna y Ho´oponopono. Secreto de los maestros hawaianos y de la vida eterna,* de Sondra Ray)

Querido Padre/Madre Celestial, te damos gracias por esta oportunidad de reunirnos. Danos la fuerza, la sabiduría y la comprensión para ser capaces de exponer los problemas e identificarlos adecuadamente. Danos el conocimiento y el saber para ser capaces de hablar las cosas de una manera que nos lleve a entendernos. Danos la oportunidad de que mientras uno esté hablando, los otros se sienten en silencio y escuchen con el oído abierto. Y, Querido Señor, cuando lo hayamos identificado todo, haz que seamos capaces de abrir nuestros corazones los unos a los otros para perdonarnos y poder seguir adelante. Estamos reunidos en tu santo nombre. Amén.

Pido a Dios que tome todas esas memorias, todas esas energías negativas, todo ese sufrimiento, todo ese resentimiento y los trasmute en pura luz. A fin de que yo pueda recibir la inspiración y volver a encontrar mi propia identidad.
Lo siento, perdóname, gracias, te amo.

Otras letanías

(Extraídas del libro *Ho´oponopono. La curación por el perdón*, de Adolfo Pérez Agustí).
Lo siento.
Perdón.
Gracias.
Te amo.

Te quiero.
Me quieres.
Ven conmigo.
Gracias.

Yo quiero…
Yo puedo…
Yo me merezco…
Doy las gracias por conseguirlo.

Necesito…
Conseguiré…
Me merezco…
Gracias.

5. Los siete principios

"El hombre nace sólo para la Realización del Ser."

El mundo es lo que uno piensa que es

"No se amolden al mundo actual, sino sean transformados mediante la renovación de su mente. Así podrán comprobar cuál es la voluntad de Dios, buena, agradable y perfecta."

Romanos 12: 2 NVI

Dice el doctor Luc Bodin en su libro *El arte de Ho´oponopono*: "Ho´oponopono es un rayo de sol en mi vida porque me ha enseñado que puedo yo mismo, sin ayuda de nadie, liberarme de mis viejos bloqueos limitadores y además –y sobre todo– que puedo empezar a crear la vida que deseaba: cambiar el ambiente de trabajo, tener un trabajo más interesante, mejorar mis relaciones conyugales, desarrollar relaciones amistosas con mis vecinos…".

Anteriormente mencioné, cuando hablé del doctor Len y de Simeona, la cuestión de la responsabilidad de nuestra realidad. Si tenemos amistades conflictivas, vivimos en lugares que nos resultan molestos, si estamos incómodos en el trabajo, es porque nosotros creamos esa realidad. NADIE LA CREÓ PARA NOSOTROS. Por otro lado, quisiera agregar a lo anteriormente dicho por Bodin que no necesito ayuda de mi entorno, pero sí de la divinidad, porque es ella quien sabe mejor que nadie lo que necesito para que mi vida sea plena.

Pero siguiendo con la cuestión de que la realidad es una construcción de cada uno, podría avanzar diciendo que está compuesta por creencias, convicciones, ideas, imágenes, entre otras cosas. Con esos materiales armamos nuestro mundo. Si nosotros de acuerdo a vivencias propias y de ante-pasados creemos que la gente es hostil e interesada, justa-

Cuento anónimo

Dios juntó a cuatro almas que estaban a punto de encar-nar, y les hizo la siguiente pregunta:

-¿Cómo desearían encarnar?
La primera respondió: -Quisiera reencarnar en una fami-lia adinerada para poder disfrutar de todos los placeres.
La segunda dijo: -Quisiera reencarnar en una persona con posibilidades de viajar continuamente para conocer todos los lugares hermosos de la Tierra.
La tercera refirió: -Quisiera reencarnar en una persona sumamente poderosa y famosa.
La cuarta contestó: -No quiero ni dinero, ni poder, ni fama. Sólo me gustaría reencarnar en un ser con la mente clara y pacífica, capaz de apreciar lo poco o mucho que posea.

¿Cuál es la enseñanza? Si la mente no funciona con cla-ridad y en paz, no se puede disfrutar.

mente nos hallaremos rodeados de gente con tales características, porque así armamos el rompecabezas de nuestra vida. "La imagen que tenemos de nosotros mismos, las creencias respecto de cómo somos y de cuáles son nuestros talentos, defectos y posibilidades en la vida abrirán algunos caminos y cerrarán otros, facilitarán ciertos logros y no otros."

Esto sucede porque los pensamientos son energía y tienen la capacidad de cristalizarse en nuestra realidad, de modo que nuestras creencias determinarán en primera y última instancia la construcción de nuestra vida cotidiana y de nuestro futuro.

De modo que al pedirle a la Energía creadora o Divinidad interior que borre nuestras memorias, el propósito es eliminar todo el condicionamiento que nos limita para crear libremente.

A- Tú eres creador.
B- Puedes armar tu realidad como lo desees, pero no olvides que lo que ves afuera es lo que llevas dentro.
C- Para sanar el afuera, pues, deberás sanar tu interior.

No existen límites

Uno de los principios básicos de la filosofía huna es que en el mundo espiritual no existen las fronteras, todo está conectado. Dicho en otros términos, los seres humanos, al igual que la naturaleza, el planeta, los animales, plantas, las rocas, TODOS absolutamente estamos energéticamente unidos.

No existen límites reales entre tu cuerpo y tú, entre otra gente y tú, entre el Universo y tú, entre la Divinidad y tú. Recordemos que la separación es sólo una ilusión.

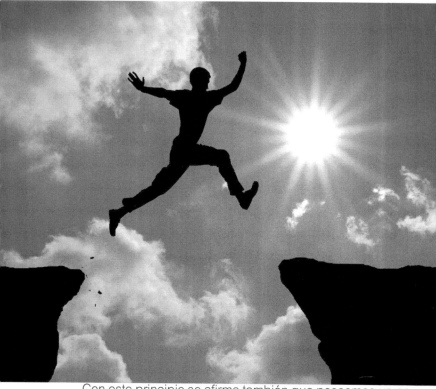

Con este principio se afirma también que poseemos un potencial ilimitado y dicho potencial no brinda una fuerza creadora inagotable... podemos crear nuestra vida, la de los que nos rodea, somos parte creadora del mundo.

A- Cree en tu poder interior. Existe. Trabaja en él y con él.

B- Aprovecha la energía ilimitada que tienes en ti y que también mueve al Universo. Cada partícula del Universo está en ti.

C- Todo está unido con todo. La separación es una ilusión.

La energía fluye donde va la atención

"Aquello en lo que enfocamos nuestra atención recibe nuestro poder, la energía sigue al pensamiento."

Dra. Ma Carmen Martínez Tomás

Me encanta hablar de este principio, porque experimenté con él en reiteradas ocasiones y el resultado es infalible.

Más que un principio hay que denominarlo como Ley.

De acuerdo a este punto, la intensidad y el resultado buscado (consciente o incoscientemente) de la atención se producirá un efecto contundente. Veámoslo con este ejemplo: Una mañana como cualquier otra me levanto de mal humor y comienzo a pensar negativamente, el día será horrible, agotador y pesado. Me visto y sigo concentrada en ello. Salgo a la calle rumbo a mi trabajo y sigo pensando en lo mismo. Estoy en el transporte y voy pensando que será un día pésimo. ¿Cuál es la lógica consecuencia? ¿Un bonito día con pajarillos revoloteando a mi alrededor y gente sonriendo y cantando? Pues no, tenlo por seguro: ese día será una pesadilla, porque toda tu energía la concentraste, y la condujiste hacia un resultado incuestionable: jornada insoportable.

Otro ejemplo que me gusta citar mucho es el del dolor de muelas: estoy en casa cenando cuando de pronto al comer un trozo de pan, siento un dolor pequeño en la muela. ¿Qué está pasando? Me pregunto. ¿Será una caries? Acto seguido, empiezo con la lengua a tocar esa muela, después pruebo con morder otras cosas, la miro con un espejo, insisto varias veces en limpiarla con el cepillo, tomo una solución antinflamatoria, me concentro más aún en el molar, después de un rato ya emití una sentencia: esta noche no dormiré del dolor. Denlo por hecho: no dormiré por el dolor.

Ahora bien... ¿qué pasaría si esa energía que focalizamos en obsesiones la pusiéramos en armar proyectos, concretar objetivos, sanar una enfermedad? ¿No sería posible lograr todo lo que nos propongamos? La energía es poderosísima y cómo la usemos puede hundirnos o elevarnos a la vida más bella a la que se pueda acceder. Se trata de aprender a manejar los pensamientos y canalizar correctamente esta energía y de ese modo no será posible tener "malos días", "mala suerte" o situaciones desagradables auspiciadas tan gentilmente por nuestro mal manejo de la atención.

A- Enfócate en corregir tus errores.
B- Enfócate en aquietar tu consciente.
C- Enfócate en calmar al unihipili.
D- Enfócate en conectarte con tu ser espiritual.

Ahora es el momento de poder

Pongo a disposición del lector varias frases motivadorar al respecto:

"Haz algo ahora, porque ahora es todo lo que tienes."

Og Mandino

"Si esperamos a ser perfectos para amarnos a nosotros mismos, perderemos la vida entera. Ya somos perfectos, aquí y ahora."

Louise Hay

proyectos, no le atrae detenerse, calmarse y disfrutar el instante mismo en el que se halla. Adora brincar: ora, la infancia, ora, unas vacaciones posibles el año que viene.

¿Y qué sucede cuando no podemos focalizarnos en el tiempo presente? Perdemos contacto con la fuente de poder,

Momento presente (cuento zen)

Un hombre pregunta a su maestro zen acerca de la naturaleza de la Iluminación:

–Maestro, ¿qué hacía usted antes de su Iluminación?
–Buscaba leña y agua –responde el maestro.
–Una vida simple y de trabajo –dice el alumno–. Pero ahora se halla en estado de Iluminación, imagino que su vida es diferente ¿no? Debe estar dedicado a la meditación, la oración, a las cuestiones realmente trascendentes.
–Pues fíjate que no. De hecho sigo acarreando y buscando agua –responde el maestro.
–Pero no lo entiendo –dice el discípulo– ¿Acaso la Iluminación cambió su vida?
–Claro que no comprendes –responde el maestro–. Lo que cambia no es lo que haces, lo que varía es la cualidad de lo que haces.
–¿A qué se refiere con eso? – pregunta el discípulo.
–Es algo muy sencillo... Antes, cuando acarreaba leña, mi cabeza estaba en cualquier otra parte: quizás soñando con la Iluminación, quizás irritado por tener que hacer

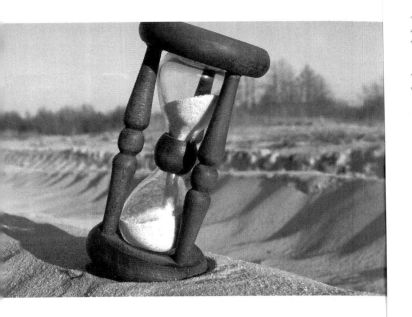

"Lo pasado ha huido, lo que esperas está ausente, pero el presente es tuyo."

Proverbio árabe

Según este principio, el momento en el que debemos instalarnos y vivir es en este preciso instante, porque el pasado ya pasó, y por lo tanto no existe y el futuro no ocurrió y por lo tanto tampoco existe. Es en el aquí y en el ahora donde tenemos el poder para hacer algo con nuestra existencia.

Ahora bien, ¿por qué a pesar de ser una declaración tan simple se pone tanto énfasis en ella? Porque sucede que la mayoría de las personas viven perdidas entre el pasado y el futuro y dejan escapar, en tanto, el verdadero tiempo, el que transcurre ya.

A nuestra mente le desagrada mantenerse ubicada en el segundo a segundo, le encanta viajar entre los recuerdos y los actividades tan innobles, quizás esforzándome por ser humilde y por aceptar la situación, quizás enfrascado en remordimientos o fantasías respecto de situaciones con otras personas. Ahora, en cambio, cuando corto leña y traigo agua del pozo, sencillamente estoy presente allí, en lo que estoy haciendo, sin un propósito posterior. No tengo deseos de estar en otro sitio ni dejo que mi mente me lleve a donde le plazca.

Y este principio tan sencillo lo cambia todo.

con el tiempo en el que podemos experimentar y sembrar la semilla de un futuro próspero y pleno. Ahora es el tiempo de la acción, de las vivencias... no ayer o mañana, es hoy. Nos dice Eckahart Tolle: "Debemos reconocer y honrar el tiempo presente y permitir que sea."

A- Detente en este mismo instante y observa a tu alrededor.
B- Ve, escucha, siente, saborea y huele conscientemente.
C- No te pierdsa entre el pasado y el futuro, porque ahora es el momento de vivir.

Estar presente implica, pues, situarnos con todo nuestro Ser en el momento y situación en que estamos en ese instante. Viviendo y experimentando plenamente cada segundo y cada vivencia, sin pernos entre el pasado y el futuro. Es el aquí y ahora y la intensidad con la que se vive lo que determina nuestra calidad de vida.

Amar es estar feliz con algo

El amor aquí no es como se entiende comúnmente, es decir, como sentimiento, más bien es considerado como un tipo particular de acción y energía.

Si vemos, pues, al amor como energía, esta es una fuerza que une, que nos conecta con todo.

Justamente, en estos tiempos, donde somos tan propensos a desplazar los verdaderos sinificados y el valor de las cosas, es normal observar cómo se tiende a confundir enamoramiento y pasión con amor, y, sin embargo, ambos términos nada tienen que ver con él.

El amor, como anticipé, es una fuerza que nos impulsa a vincularnos con el Universo, el amor genera empatía, salud y crecimiento. En absoluto se relaciona con el egoísmo, la separación, la desesperación, o cualquier tipo de actitud o emoción negativa.

En el libro *La libertad primera y última*, Krishnamurti se refiere al amor como lo único que puede ayudarnos a detener los pensamientos, a "borrar memorias". Se expresa en estos términos: "(…) la idea cesa sólo cuando hay amor. El amor no es memoria, el amor no es experiencia. (…). Cuando hay amor hay acción, y ella no es resultado de un proceso mental. (…). La idea es siempre vieja; ella proyecta su sombra sobre el presente y procura construir un puente entre sí misma y la acción. Cuando hay amor –que no es una fantasía, ni elocubración mental, ni memoria y que no es resultado de la experiencia o de la práctica de una disciplina– ese amor es en sí mismo acción y solo él puede liberarnos".

¿Qué define, entonces, al amor?: La acción sin mediación de ideas, unión, energía fuerte y positiva. De modo que, si amamos, no hay manera de no ser felices. El AMOR NO DA LUGAR AL TEMOR, porque el amor nos une a la gente y de este modo ya no es posible tener dolor y angustia de soledad.

Ahora bien... establecido qué es el amor, ¿cómo podemos acrecentarlo o canalizarlo correctamente? A través de buenas acciones, de la valoración, del agradecimiento, del reconomiento y de la práctica de todo tipo de comportamientos positivos en general.

Ten presente estas palabras:

"Amarse a sí mismo es el comienzo de una aventura que dura toda la vida."

Oscar Wilde

"Ama y haz lo que quieras. Si callas, callarás con amor; si gritas, gritarás con amor; si corriges, corregirás con amor, si perdonas, perdonarás con amor".

Tácito

A- No te aferres a sentimientos falsos.

B- No confundas amor con pasión o enamoramiento.

C- Agradece, bendice, colabora y valora cada cosa por pequeña que le parezca.

D- Ama sin reservas porque es el camino hacia tu perfección como ser espiritual.

Todo el poder viene de nuestro interior

"Hay un poder supremo y una fuerza regente que impregna y gobierna el Universo ilimitado. Tú formas parte de ese poder."

Prentice Mulford

En la filosofía huna se explica el poder desde un punto de vista energético, de modo que el poder de cada uno radica en saber conectar con nuestras fuentes de energía y sus diferentes manifestaciones. Si somos conscientes de esta fuente inagotable de creación, de poder, de acción, será de vital importancia saber emplearla correctamente, focalizarla hacia el lugar exacto en donde debe estar. Si comenzamos a manejarla responsablemente el resultado será sanación, felicidad, unión con otras personas y el Universo todo.

Recordemos que todos los conceptos están aquí unidos: acción – amor – energía – responsabilidad. Cuando todos ellos se conjugan adecuadamente se genera un perfecto estado de armonía, vitalidad y paz.

A- Fortalece tu energía espiritual y física.

B- Confía en tu parte divina y poderosa.

Lo efectivo es la medida de lo verdadero

Este principio se refiere a la relatividad de los métodos o verdades, es decir, que se puede afirmar que algo es bueno o verdadero en la medida que es efectivo para nosotros y, por ende, para todo lo que nos rodea. De este modo sólo podemos saber si algo es verdadero o no, bueno o malo, de acuerdo con los efectos que produce. Esto implica que lo que es verdad o bueno para unos es posible que no lo sea para otros y lo que funciona para unos puede no funcionar para otros. Entonces, este concepto de "lo efectivo es la medida de lo verdadero" se refiere a que hay muchas maneras de hacer cada cosa, de llegar a los resultados anhelados.

Este principio, a las claras, demuestra la humildad y la sabiduría de la filosofía huna, ya que al afirmar que es el resultado el que valida la eficacia, nos está diciendo: no importa si consiguen sanarse yendo a una iglesia, rezando a un santo o con Ho´oponopono, lo verdadero será aquello que los haga sanar y sentirse plenos.

A- Practica una postura positiva ante la vida.

B- Pon en práctica tus sentimientos positivos.

C- Propón objetivos positivos.

6. Ejercicios
y herramientas
en el Ho'oponopono

Agua solar

"El agua es el alma madre de la vida y la matriz. No hay vida sin agua."

Albert Szent Gyorgi

El agua solar es otra de las maravillosas herramientas de Ho´oponopono y es muy sencilla su preparación. Lo único que se debe hacer es colocar agua corriente en una botella de color azul translúcido, con tapa de corcho o de papel (no plástico), y exponerla durante una hora, aproximadamente, a la luz directa del sol. También se pueden dejar bajo los rayos del sol otros recipientes pero será necesario que sean de color azul o transparente con una envoltura azul cristalina.

La podemos emplear como agua de uso corriente, es decir, para beberla, para regar nuestras plantas, bañarnos, limpiar nuestro hogar y sobre todo limpiar nuestras memorias. Esto último se debe a que cuando exponemos el recipiente al sol confiamos en que la divinidad agregará en ella aquello que es necesario para limpiar. Y la función del agua azul es justamente eso, asear. Por eso, traten de emplearla todo el tiempo… el agua es vida, energía y salud.

Tengan esta recomendación en cuenta: en caso de utilizar el agua bañada por el sol como bebida será necesario, previamente, alejar de nosotros cualquier sentimiento o emoción negativa para no obstaculizar o anular el procedimiento.

Otras formas de preparación

Algunas personas sugieren que si no es posible emplear agua bañada de luz solar, se puede realizar la misma función con una bombilla azul (nunca bajo luz fluorescente).

Por otro lado, vasos, botellas y recipientes, mientras sean de color azul o sean transparentes con envoltura azul cristalina, son medios tan válidos como cualquiera.

En cuanto al color establecido, el azul es el indicado, y no importa su tonalidad.

Nuestro vaso con agua

Ya se ha transformado en un ritual en casi todas las casas, pero para quienes no lo saben, cuando necesiten realizar una limpieza de energías negativas en su hogar, lo ideal es tomar algunos vasos, llenarlos hasta las tres cuartas partes con agua, bañarlos con luz solar durante una hora y finalmente disponerlos en aquellos rincones que parecen tener negatividad. Será necesario cambiar el agua una vez a la mañana y otra vez a la noche para transformar los ambientes.

Agua bendita

¡Oh, Dios, haz que esta mezcla de sal y agua ahuyente el poder de todos los demonios!

Es de público conocimiento el poder del agua bendita.

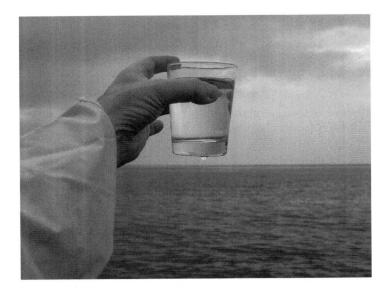

Tanto en la Iglesia católica como en otras confesiones, el agua bendita es el agua que ha sido bendecida por un sacerdote para emplear en ciertos rituales religiosos, pero desde hace muchísimo tiempo también se emplea para la limpieza espiritual de los hogares. "En la plegaria de bendición se pide al Señor que la aspersión con el agua nos dé estos tres beneficios: el perdón de nuestros pecados, la defensa contra las insidias del maligno y el don de la protección divina".

De hecho, hace poco tiempo atrás, me enteré de que san Alejandro I (6º papa) fue el que promovió el uso del agua bendita, pero con sal fina incorporada, para diversos rituales, entre ellos, purificar las casas.

La plegaria para la limpieza ahuyenta todos los poderes del demonio, cura enfermedades causadas por ellos, aumenta la Gracia divina, protege todos los lugares de influencias negativas y brinda serenidad.

Sólo hay que disponer vasitos con agua bendita y sal en aquellos ambientes en los que queremos llenar de luz y paz y cambiar regularmente el contenido. Al poco tiempo, las energías negativas se retirarán.

La oración

Oren… oren cada vez que puedan, o si quieren decirlo de otra manera… reciten mantras, frases motivadoras… háganlo en cada oportunidad que se les presente. Porque, cuando, por ejemplo, decimos "lo siento, perdóname, gracias, te amo" nos conectamos con lo más noble y sagrado que hay en nosotros: nuestra Divinidad. Además, es un recurso fantástico para frenar esos pensamientos parasitarios que tanto nos estorban y para programar positivamente nuestra mente.

Cuando decimos "lo siento" reconocemos ante la Divinidad nuestra responsabilidad por la vida que llevamos; al decirle "perdón" le estamos dando permiso para limpiar las memorias y conducirnos hacia el correcto camino.

Al pronunciar "gracias" manifestamos agradecimiento por intervenir y mostrarnos ese camino de sanación, y convertirnos en seres completamente libres. Y, finalmente, y no por último menos importante, es cuando decimos te amo. Lo más maravilloso que se puede decir. TE AMO. Porque es una manifestación sagrada que indica curación, alegría, aceptación de la energía poderosa del Universo y ser sensibles a todo lo glorioso que nos rodea.

Puntos de energía: sanando malestares

En las prácticas de sanación de los kahuna se tenían y se tienen específicamente localizados catorce puntos de energía:

1- cabeza (corona)

2- pecho

3- ombligo

4- pubis

5- palmas de las manos (2)

6- plantas de los pies (2)

7- hombros (2)

8- cadera (2)

También existen dos puntos adicionales: el coxis y la séptima vértebra cervical.

Entonces… se dispone una mano en uno estos puntos, por ejemplo, la corona, y, la otra, en un sitio donde se siente dolor o malestar. Luego, focalizando toda nuestra atención en estos dos puntos, comenzamos a respirar lenta y profundamente. Se sugiere emplear el tipo de respiración abdominal (cuando inflamos el estómago al inspirar) en vez de la costal (cuando inflamos nuestro pecho al inspirar) ya que la primera es más profunda. Con cada exhalación debemos visualizar que toda esa energía que entra por el punto kahi sobre el que tengo mi mano se canaliza directamente hacia el punto de liberación que es donde siento la molestia. Con este método pues, absorvemos mana y lo canalizamos correctamente hacia la parte de nuestro cuerpo que la necesita para sanar.

La respiración "Ha"

Este método es recomendado para calmar y cancelar memorias.
Se realiza de este modo:

1- Nos sentamos en un lugar preferentemente cómodo y tranquilo.

2- La espalda debe estar recta y los pies deben tocar el piso.

3- Inspiremos en siete tiempos, retengamos el aire en siete tiempos, exhalemos en siete tiempos, mantengamos los pulmones vacíos durante siete tiempos.

4- Repetiremos varias veces este ejercicio. Pocas repeticiones al principio y más, al adquirir práctica en esta técnica.

5- Será importante no esforzarnos en absoluto, para no hiperventilarnos, ya que esto podría generarnos mareos.

6- Quizá cuando se inicie en esta práctica nos cueste llevar correctamente el oxígeno hacia el abdomen o los pulmones o tal vez nos sea dificultoso manejar los tiempos, pero no hay que bajar los brazos o ponernos nerviosos. Recuerden que la práctica hace al maestro. Primero costará y luego saldrá de manera natural.

7- Cuando ya hayamos adquirido la suficiente maestría será importante que recitemos junto con el ejercicio de respiración, la frase que les enseñé: "Lo siento, Perdóname. Gracias. Te amo". Con esto el ciclo de sanación estará completo.

Otros beneficios de la técnica de respiración

Si bien en la técnica hawaiana la respiración Ha se practica para cancelar o trasmutar memorias, también se emplea por la cantidad de beneficios que produce a nivel físico: favorece la eliminación de toxinas del sistema, ayuda a tener mayor capacidad pulmonar, mejora el modo en que asimilamos los alimentos, contribuye con el bienestar del sistema nervioso, beneficia la piel y las glándulas, sobre todo, las pituitarias y pineales, por medio de los movimientos que se ejecutan durante la respiración profunda, el estómago, hígado, intestino y páncreas reciben un masaje.

De hecho, en yoga, existen diferentes tipos de respiracio-

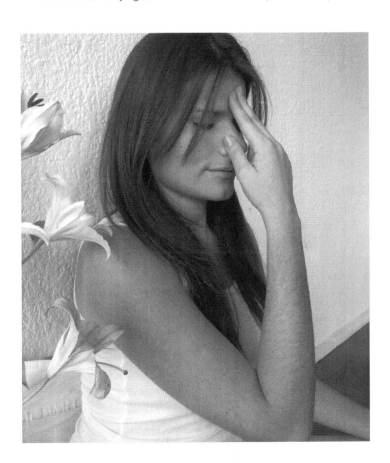

nes, algunas más lentas, rítmicas y profundas que otras, porque desde hace siglos se conocen todos los beneficios que se
pueden obtener para la mente, el cuerpo y el espíritu.

Algo sobre la respiración holotrópica

"En los estados holotrópicos, podemos trascender los es-
trechos límites del ego corporal y aspirar a nuestra identidad plena."

Dr. Grof

El psiquiatra Stanislav Grof y su esposa, Cristina, desarro-
llaron una poderosa técnica llamada respiración holotrópica.
Para ello tomaron como punto de partida modernas investi-
gaciones sobre la conciencia y los estudios de rituales an-
cestrales. En una sesión holotrópica, el organismo está en un
estado de conciencia que le permite moverse en dirección a
su integración, volverse un todo y sanarse (tal como se pro-
pono con Ho´oponopono). Cuando el cuerpo y la mente en-
tran en un estado holotrópico a través del control de la
respiración, la sabiduría interior aflora y se pone a disposicón
de la sanación física, mental, emocional y espiritual. La respiración holotrópica posee este principio: somos nuestros pro-
pios sanadores.

En ella se combina: música, control de la respiración y la
energía y arte.

Los practicantes pueden realizar visualizaciones, experimentar diversas sensaciones, sentir el fluir de la energía, pero
sobre todo, se han podido comunicar con su ser profundo.

A medida que avanza la sesión, los practicantes ingresan en
estados de conciencia no habituales… algunos se quedan como

estáticos, otros se balancean o ejecutan diferentes movimientos rítmicos, unos cuantos lloran o manifiestan diversas sensaciones.

Las sesiones pueden durar varias horas. Al final de la sesión, el maestro o facilitador ofrece una actividad para desbloquear energías.

Pero el principal objetivo al que se apuntaba se ha cumplido: comunicación con nuestro interior, comunión con la Energía Universal y salud.

Alimentación

Ciertos alimentos como las fresas, los arándanos y el chocolate son recomendados para "el borrado de memorias". No hay proporciones definidas, tan solo se trata de ingerir una pequeña porción diaria para generar un cambio positivo.

El escritor Adolfo Pérez Agustí, por ejemplo, explica que el consumo de arándanos abre las dimensiones angelicales durante el proceso de limpieza y alivia la depresión.

¿Vale la pena probar esto, no?

Proceso Z-Point

El ejercicio fue creado por Grant Connolly. Este proceso sirve para liberar las tensiones, enfocar la intención y borrar memorias (liberación de sentimientos, creencias y maneras de ser que ya no nos sirven o que se han hecho perjudiciales).

Como he expuesto anteriormente, cada pensamiento está asociado a ciertas emociones, si desvinculamos a ambos se producen cambios inmediatos en nosotros.

Z-Point utiliza una cantidad de frases abiertas para hallar y tomar contacto con emociones ocultas, trabaja con una palabra clave y un elemento visual (el círculo).

Todo comienza con la reprogramación del subconsciente, eligiendo una palabra (clave).

Grant Connolly afirma que debemos leer una sola vez el texto que se detalla a continuación: "De ahora en adelante, creo una intención poderosa dentro de ti, mi mente subconsciente, para tener el mejor resultado de esta limpieza, y que cada vez que me dé cuenta de un problema que desee eliminar, en el momento en que diga o piense en mi palabra clave, eliminarás todas las dificultades, de forma completa y segura, y cada vez que repita mi palabra clave en secuencia, accederás a una capa más profunda y a todos los aspectos de mi ser. Cada vez que dibuje un Círculo y ponga dentro de él memorias, pensamientos, creencias, actitudes, emociones, juicios y patrones asociados de energía que quiera liberar, liberarás todo eso y me llevarás a un lugar de serenidad y equilibrio".

Una vez dicha esta oración y luego de haber establecido la palabra clave, cualquier situación molesta o dolorosa puede ser eliminada verbalizando el problema y repitiendo la palabra clave durante 10 o 15 segundos. Cuando, además, se utiliza el Método del Círculo, lo que se hace es tomar esa situación molesta, describir todos los sentimientos asociados a ella e imaginar que colocamos todos esos elementos dentro de un gran círculo luminoso que hemos dispuesto frente a nosotros, también podemos hacerlo en papel; luego, comenzamos a contar hacia abajo de 10 a 0, repitiendo la palabra clave una y otra vez entre los recuentos. De este modo estamos borrando. Será fundamental antes de comenzar con todo este proceso establecer la intención de liberarlo todo. Si no ha cambiado lo que deseábamos deberemos iniciar el proceso hasta que se modifique o se elimine aquello que nos hacía daño.

Masaje lomi lomi actualizado

En la lengua hawaiana lomi, significa "amasar, frotar, prensar, apretar y trabajar dentro y fuera". Quienes hacen lomi lomi emplean los antebrazos, las palmas, los nudillos, dedos, rodillas, codos... incluso piedras o palos. Todo sirve en este proceso de curación. Pero además de los masajes, en el lomi lomi es importante la intención y la oración. Cuando se está trabajando sobre el cuerpo, lo ideal sería que el "paciente" por denominarlo de alguna manera, ore, medite, haga respiración. No debemos olvidar que si bien están trabajando sobre nuestro físico, las prácticas hawaianas apuntan a la sanación desde dentro, por lo cual focalizarnos en el correcto fluir de mana y orar a la divinidad será esencial en este proceso.

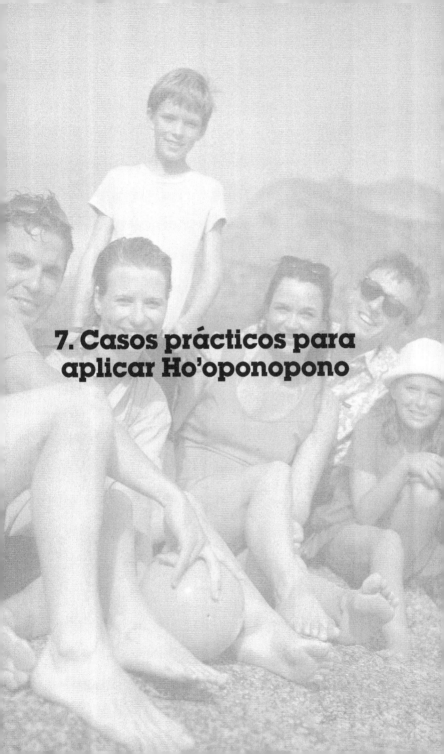

7. Casos prácticos para aplicar Ho'oponopono

Ho'oponopono aplicado para la salud

Cuando tenemos conflictos el flujo de energía se interrumpe y se genera una enfermedad. Si estamos en contacto con nuestro cuerpo y lo conocemos, antes de tratar de hacer desaparecer los síntomas los estudiaremos a fondo para hallar la enfermedad que los motiva, ellos nos señalarán la raíz de la enfermedad. Las causas de una dolencia pueden ser muchas: una disputa familiar, un disgusto, culpas, sentimientos desordenados, desorientación existencial… Los kahunas, sabían y saben sobre este tema y, por ende, cuando ven un síntoma se dirigen directo a las memorias para que sean limpiadas.

Veamos mi caso particular: Hace unos años sufrí un episodio de migrañas que no desaparecían. Iban y venían a su antojo. Me quejaba, sufría y le echaba la culpa a cualquier cosa menos a mí misma por su aparición y permanencia. Después de demasiadas noches sin poder dormir, problemas de concentración, dolores punzantes, molestias oculares, kilos de aspirinas y calmantes más fuertes, consultas con médicos de todas las especialidades, me decidí por tomar otro camino, menos tradicional, pero no por eso menos efectivo.

En primer lugar, comencé a practicar respiración profunda y a meditar para lograr un poco de calma; para sosegar, aunque sea un poco, mi uhane y mi unihipili. Sólo necesitaba tranquilidad y establecer contacto con mi Ser espiritual. Él sabría orientarme correctamente y me ayudaría a limpiar lo que estaba molestándome.

Como segundo paso, ya más serena, empecé a recitar: "Lo siento, perdón, gracias, te amo", lenta, pausada y respetuosamente. Era imprescindible comunicarme con mi parte sabia y espiritual. Comencé a decir también: "Ayúdame a sanar, dame la posibilidad de encontrar el error que me está dañando para enmendarlo".

Acepté el hecho de ser absolutamente responsable de lo que me estaba sucediendo y estaba dispuesta a limpiar lo que estaba confundiéndome y lastimándome de este modo.

Finalmente, cuando aquello que me estaba perturbando fue limpiado, las jaquecas desaparecieron.

Esto no ocurrió de un día para otro… me llevó tiempo, pero eso se debió a que la limpieza misma tardaba. Me costaba desligarme de un prejuicio, de una idea que se había arraigado muy profundo en mí. Quería eliminar esa creencia y a la vez me resistía. Cuando finalmente "la solté", me curé.

No quiero que el lector tenga una idea errónea de mí… no soy un ser iluminado, no poseo un espíritu especialmente elevado, ni tengo mi vida resuelta, sólo sé que gracias a esta técnica estoy evolucionando, me siento mejor, soy más feliz y mi realidad se está haciendo más bella y placentera con cada día que pasa.

Divinidad, limpia en mi todo aquello que contribuye a mi malestar físico.
Lo siento, perdóname, gracias, te amo.
Lo siento, perdóname, gracias, te amo.
Lo siento, perdóname, gracias, te amo.

Divinidad, limpia en mi todo aquello que contribuye a mi falta de buena salud.

Lo siento, perdóname, gracias, te amo.

Lo siento, perdóname, gracias, te amo.

Lo siento, perdóname, gracias, te amo.

Ho´oponopono en la pareja

El Ho ´oponopono es una herramienta indispensable para nuestra relación porque nos brinda paz y armonía.

Es muy común que en la vorágine de cuidar a los niños, cumplir con el trabajo, limpiar y ordenar el hogar los "roces" comiencen a hacer su acto de aparición. Hasta quizá empiecen a surgir diferencias y peleas, porque el estrés es el enemigo número uno de las parejas. Pero… si practicamos Ho´oponopono, aceptamos nuestra responsabilidad en el malestar que está surgiendo, oramos y le pedimos a la Divinidad que nos ayude a encontrar ese camino correcto y a enmendar nuestros errores, inmediatamente nuestro compañero o compañera sentirá esa energía y sanará al mismo tiempo que nosotros.

Nunca debemos olvidar que todos somos uno y si yo me sereno, acepto mi responsabilidad y la Divinidad me brinda esa solución que tanto ansío, la realidad cambiará para el núcleo familiar también. Si no lo cree, póngalo a prueba.

Ho´oponopono con los hijos

Si hay algo que he visto con demasiada frecuencia son los conflictos emocionales que surgen entre padres e hijos. El común denominador es la sensación de que los hijos no cumplen con todas las ilusiones y expectativas que tenían depositadas en ellos. Esto hace que los embargue la decepción y frustración. Comienzan a abundar las culpas, la búsqueda de posibles errores, fallos en la educación.

A nadie se le escapa que criar niños es una tarea ardua y difícil y que en la vorágine de la crianza hay variables que intervienen y producen ciertos cambios. Los horarios laborales

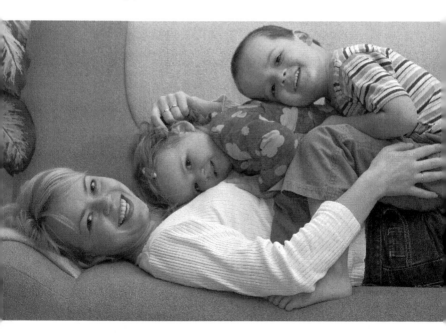

hacen que muchas veces no se les puede dedicar a los niños el tiempo que necesitan tanto para jugar con ellos como para realizar las tareas escolares. También puede suceder que a medida que los pequeños crecen van descubriendo otras cosas que más les placen, y establecen objetivos diferentes a los de sus padres. Es su personalidad la que aparece después de todo y se debe respetar. También surge la rebeldía propia del crecimiento que también hace que los conflictos se acentúen.

Sin embargo, al practicar Ho´oponopono, los padres pueden hacer contacto con su más íntimo ser y descubrir el modo de acercarse a sus hijos, sin problemas, con comprensión y sin prejuicios.

Cuando a través de la oración los padres piden a la Energía Universal una mejor comunicación con sus hijos, los errores se olvidan, la culpa se elimina y en su lugar aparece una luz que alumbra un nuevo modo de entendimiento. Al surgir este cambio, los jóvenes cambian también.

Recuerden que si yo cambio, tú cambias, todos cambiamos, de eso se trata el "todo somos uno".

En las amistades

"Lo que nos une es que ambos hayamos bajado el listón en nuestras expectativas de la vida."

Orhan Pamuk

Al igual que en la pareja, las expectativas son enemigas potenciales de nuestras amistades. Muchas veces deseamos que sean generosas, atentas, puntuales, agradecidas, cariñosas, y cuando no lo son, nos decepcionamos. No obstante, recordemos que estas expectativas están conformadas por nuestras memorias, y estas informaciones que tenemos guardadas en el subconsciente son justamente las que tenemos que erradicar porque no nos hacen bien. Nos llevan por caminos escabrosos, confusos.

Debemos tener nuestra visión límpida para saber hacia dónde dirigirnos y para ello nada mejor que transmutar esos recuerdos, "positivizarlos" si se quiere, y de este modo, se acabarán las expectativas, las falsas ilusiones, las construcciones que armamos alrededor de las personas y del mundo.

Las expectativas están lejos de ese espíritu de unión que consagra la Divinidad. La Energía Universal misma es interconexión. Poner deseos, ilusiones y esperanzas es armar nuestra realidad de manera fragmentada y solitaria.

No nos hagamos esto.

Desencanto y dolor entre amigas

Susana, una mujer que asistía a las reuniones de sanación, nos contaba que estaba muy decepcionada de su amiga Teresa. Sentía que ella había realizado demasiado por la relación, y, su amiga Teresa, nada o casi nada. Es más, en reiteradas ocasiones, se había hecho la desentendida cuando le había solicitado su ayuda. Sentía que no había un "ida y vuelta" en esa amistad.

Y allí mismo todos vimos el problema. Susana hablaba de expectativas, de injusticia, de abandono y soledad… de conceptos que hacían de su vida una trama problemática. Además esa sensación de falta de reciprocidad la trasladaba a padres, hermanos, sobrinos, hijos, marido.

Le indicamos que estaba dejándose arrastrar por sus memorias y que era impostergable una limpieza. Por su salud, por su alegría y paz, debía dedicarse a ordenar y limpiar su unihipili. Ella, por supuesto, sintió lo mismo. Entendió que debía trabajar en su interior para no sufrir como lo estaba haciendo.

Para ello, oramos todos juntos, pedimos para que su aumakua la liberara de todas estas ataduras y la pusiera en el camino correcto.

Hablamos de perdón, de no depositar nuestras fantasías en el otro, de amarse a uno mismo, porque cuando hay amor hay respeto y eso hace que no depositemos falsas ideas en los demás.

El amor hacia uno mismo nos completa, nos deja satisfechos, nos sana, nos fortalece para ayudar a otros, no para demandar.

En cambio cuando no tenemos amor hacia nosotros mismos

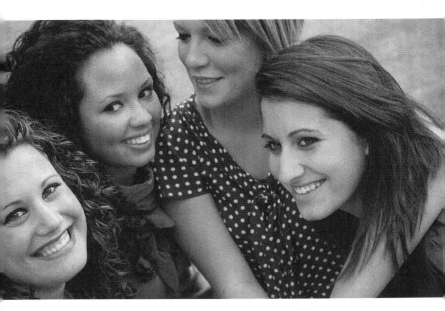

queremos llenar nuestras vidas con la de los otros y como eso es imposible sobreviene la amargura, el desencanto y la pelea. Después de reflexionar, pedir perdón y dar gracias por esa posibilidad de curación. Nos dimos cuenta de que si bien Susana debía seguir trabajando en ella, estaba menos tensa, menos dolorida, más receptiva y con grandes posibilidades de superar ese mal momento.

Dependencias / adicciones

Nuesta personalidad juega un rol fundamental en el desarrollo o no de dependencias. En la mayoría de los casos, una baja tolerancia a la frustración, dificultad para resolver problemas, emociones descontroladas, sentimientos encontrados, son factores que pueden convertirse en un terreno fértil para las adicciones.

Cuando nuestro subconciente o unihipili está atiborrado de memorias negativas, improductivas, en muchos casos se genera una necesidad de hallar respuestas y soluciones en el exterior. Es muy común ver gente que cuando siente que la soledad la consume se refugia en la comida o en el alcohol, en compras compulsivas, por mencionar algunos ejemplos, ya que necesita llenar ese lugar vacío a como dé lugar, y si además se lo sobrecarga, tanto mejor, porque la sobrecarga adormece y el amodorramiento somete a la razón y corta la comunicación entre los yoes.

Ya sin el uhane que controle o encarrile al unihipili, el desborde es completo.

¿Cómo se puede cortar entonces con ese círculo vicioso?

Ante todo, tiene que existir un genuino deseo de cambio. Sin ello nada es posible. Si deseamos acabar con nuestra dependencia a la comida, por ejemplo, no será suficiente pensar: "Quiero bajar unos kilos porque deseo ponerme la ropa que usaba cuando pesaba la mitad de kilos que tengo ahora", o bien "quiero bajar de peso porque necesito conquistar a fulano o fulana". No. La solución se halla cuando el deseo es sencillamente sanar. Sólo eso. Porque sanar implicará curar esas heridas que tanto necesitan devorar, aprender a amarnos y a aceptar lo que somos y cómo somos, descubrir nuestro verdadero Ser, terminar con nuestros conflictos, restablecer los canales con nuestro uhane y aumakua. Los tres trabajando juntos restaurarán el equilibrio y nos devolverán la moderación y armonía que nos está faltando.

Ese es el modo de acabar con la dependencia, llegando al fondo del problema y trabajando por una verdadera resolución. Cuando ya no se sientan vacíos, cuando en lugar de rechazo haya aceptación hacia uno mismo, entonces y sólo entonces se producirá el corte y el camino a la evolución.

Ho´oponopono y nuestra situación económica

Los problemas económicos que suelen presentarse tan a menudo, pueden obedecer a muy diferentes causas, todas ellas susceptibles de ser eliminadas con la práctica de Ho'oponopono.

Es altamente probable que la escasez de dinero tenga sus raíces en sentimientos, pensamientos, creencias y memorias. Pueden ser del orden de lo particular o estar relacionados con conflictos no resueltos con personas de la familia o de otros entornos.

Cuando es nuestra memoria la que rige nuestros sentimientos de inferioridad, que no valemos, que no merecemos obtener más dinero o una mejor situación económica, es hora de comenzar con Ho´oponopono.

No debemos esperar ganar la lotería para prosperar, se trata de eliminar esas creencias del tipo "no puedo, no valgo, no lo merezco, tengo miedo" y cuando limpiemos nuestro interior de esos pensamientos negativos, sólo ahí podremos acceder al tipo de situación económica que necesitamos.

Recuerde que atraemos la abundancia cuando somos conscientes de nuestras cualidades, cuando aceptamos nuestro poder, porque mal que nos pese, todos tenemos esta energía motora, con ella de nuestro lado, somos ilimitados.

La Divinidad nos brinda la posibilidad entonces de "barrer o transmutar" esos recuerdos para olvidarnos de los límites y despertar todo nuestro poderío creativo, nuestra fuerza para avanzar. No "estamos" para sufrir. Merecemos y podemos tener bonanza y alegría. Está aquí y ahora para nosotros, sólo nosotros nos limitamos, sólo nosotros nos ponemos palos en las ruedas.

Si queremos, pues, mejorar la situación financiera será necesario estar atentos a lo que pensamos sobre el dinero, el merecimiento y nuestras capacidades, porque al igual que todo en este mundo, el dinero también es energía y, como tal, responde a las leyes universales del intercambio energético.

Si lo manejamos con aprecio y cuidado, sin obsesionarse con él, utilizándolo sabiamente para ayudarnos y ayudar será la mejor manera de estar tranquilos económicamente hablando.

Hay que tener en cuenta que al practicar Ho´oponopono estamos trabajando, orando y creciendo para prosperar en todos los planos existenciales.

Ho´oponopono y la queja

"Nunca debe el hombre quejarse de los tiempos en que vive, pues no le servirá de nada. En cambio, en su poder está mejorarlos."

Thomas Carlyle

Voy al supermercado y la gente se está quejando, subo a un ascensor y la gente se está quejando, entro en una oficina y la gente se está quejando, tomo un autobús y la gente se está quejando.

Estamos quejándonos todo el tiempo… de los políticos que manejan mal el país, del trabajo que es horrible porque no nos

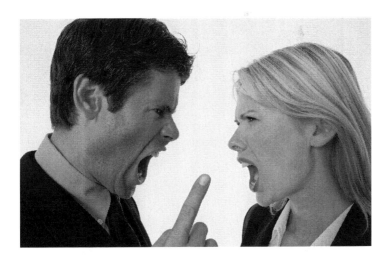

respetan y nos pagan poco, de los precios que están por la nubes, de no poder llegar a fin de mes con el dinero, del calor, del frío, de la humedad, del vecino, de las guerras y la lista puede seguir al infinito.

Seguramente, muchas de estas quejas se ven, se sienten, se sufren, se padecen, pero la pregunta fundamental aquí es... ¿se soluciona algo quejándonos? No me refiero a cuando un pueblo se une para solicitar al gobierno justicia o mejoras salariales o sanitarias, más bien hablo de ese murmullo insalubre, cadencioso, disfuncional que sólo llena los espacios de ruido y que no conducen a nada productivo.

La clave de todo está en el cambio interior, no en la queja. El mundo exterior es reflejo de mi mundo interno, y si a mi alrededor veo caos, es porque dentro de mí hay inconsistencias.

Sería bueno recordar cómo el doctor Len, al sanarse a sí mismo, al enmendar sus errores, sanó a todo un pabellón de enfermos psiquiátricos sin siquiera verlos. Limpiando lo incorrecto en él, curó al resto.

Pongamos en práctica esta técnica. Comuniquémonos con la Energía Universal para limpiar nuestro unihipili. Tengamos presente que la queja es un vicio, un mal hábito que, con el borrado de memorias, puede desaparecer. Ese es el camino correcto.

La queja nos instala en el lugar de las víctimas, en un sitio donde hay lugar para protestar pero no para ser positivos, y así no asumimos nuestra responsabilidad. De este modo, puede parecernos más fácil vivir o más cómodo, si se quiere, porque le echamos la culpa a los otros de nuestros infortunios.

Pero no hay que olvidar que esta comodidad tiene un alto coste, ya que soltamos las riendas de nuestra vida, abandonamos el poder que tenemos y destruimos nuestra fuerza creadora.

En el trabajo

Basta de miedo y basta de tantos mensajes erróneos del tipo: "¡Yo no puedo pedir un aumento!" "¡No me merezco un ascenso!" "¡No tengo capacidad para afrontar las responsabilidades de un mejor puesto jerárquico!" "¡Con lo que hago no preciso mejores condiciones de trabajo!"

Así nunca podrán avanzar ni laboral ni económicamente.

Es necesario cortar con esas memorias destructivas, y para ello debemos poner en práctica esta maravillosa técnica.

Será imprescindible empezar a limpiar memorias, sólo eso. Es como empezar de cero para darnos nuevas oportunidades.

Cada vez que nos surja decir: "No puedo, no es para mí, no lo merezco", haga callar esa voz y repita lo contrario, una y otra vez, y crea firmemente en el poder del Ser superior, porque él estará trabajando para que crean esas afirmaciones y eliminen las que nos perjudican.

Todo aquí en este mundo es energía y si tenemos el coraje y la valentía de aceptar cambios entonces tendremos los elementos necesarios para progresar.

Recuerdo el caso de una amiga que un día vino a casa enojadísima porque estaba decepcionada de la técnica de Ho´oponopono. Obviamente, le pregunté el porqué de esa decepción. Ella contestó en aquel momento que para mejorar en su trabajo había aplicado la técnica... había orado, pedido perdón, agradeció la intervención divina y solicitó corregir sus errores para alcanzar la prosperidad que tanto anhelaba. Trabajó arduamente en esto, pero al poco tiempo fue despedida.

Yo le expliqué que lo que solicitaba era correcto, pero que cuando uno elevaba una petición a la Divinidad no era todo tan lineal. La Divinidad no es la lámpara mágica de Aladino que concede instantáneamente nuestros deseos. También pasé a explicarle que este tipo de cuestiones tenía un proceso y que cuando pedimos a la Divinidad su intervención no necesariamente se traduce en lo que imaginamos sino en lo que la Divinidad cree que es lo mejor para nosotros.

Dicho esto, y tras una larga y amena charla, regresó a su casa, por así decirlo, un poco menos dolida, menos intranquila.

Y fíjense cómo son las cosas, porque dos meses después, la llamaron de otra oficina (en la que actualmente se halla), para un puesto mejor remunerado y con grandes posibilidades de progreso.

¿Funciona o no?

Repito… no se dan órdenes a la Energía Universal, sino que se trata de abrirse a ella para que actúe en nosotros, porque sólo ella sabe lo que precisamos exactamente para nuestra felicidad. Cuando le pedimos su intervención tenemos que prepararnos para el cambio, porque seguro habrá cambios, pero quizá sea algo que nos sorprenda.

Con nuestros vecinos

Qué tema este, ¿no? Los vecinos… ¿Vecinos ruidosos, vecinos destructivos, vecinos invasivos, vecinos poco solidarios, vecinos maleducados? *Mea culpa.*

Nosotros somos parte creadora de esa realidad… ya lo dije incontables veces.

¿Creían, acaso, que gritándoles, llamándolos al orden, mandándoles notitas por debajo de la puerta, reclamando o incluso llamando a la policía podrían tener vecinos tranquilos y gentiles? Pues no.

Primero, evaluemos la cuestión de las expectativas. Uno puede desear tener vecinos respetuosos, silenciosos y simpáticos, pero del deseo a lo real hay una amplia brecha. Además, lo que es deseable para nosotros seguramente no lo es para el otro.

Para mí puede ser importante el silencio y para mi vecino buena música y al máximo nivel. Por otro lado, lo que nosotros esperamos de los otros es una red conformada por experiencias y creencias de lo que es justo o injusto.

La opción es entonces, producir vínculos desde esa energía que nos une a todos, ese mana que apunta a la unión en vez de la desunión. Y si todos somos uno, se hace necesario pensar... qué es lo incorrecto en mí que está produciendo esta realidad que me perturba y daña mi cotidianidad.

En estado de ira

Leyendo unos textos acerca del tema que estoy tratando en este libro, me hallé con esta información... resulta que en las islas de Vanuatu sus habitantes creen firmemente que la ira es uno de los tantos factores que pueden causar problemas de salud. De hecho, afirman que si se permanece dos o tres días enojados, inevitablemente se producirá una enfermedad. Y yo digo... si esa gente viera cómo vivimos en las grandes ciudades, no entenderían cómo aún seguimos con vida. ¿Dos días enojados? Más quisiéramos... muchos más días estamos con ira.

Todos salen de sus casas con cara de perro, viajan hacia

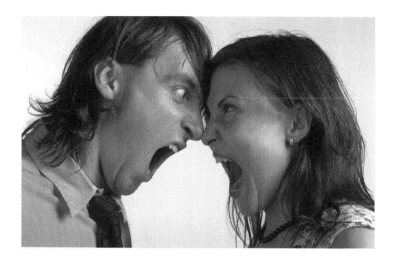

sus trabajos y se ponen gafas de sol y auriculares para aislarse, para apartarse completamente de los otros. El mensaje es: "¡No se me acerquen! ¡No los amo! Y me animaría a decir: ¡Los detesto!"

Entonces, por simple lógica deducimos que la gran mayoría está enferma.

Este pensamiento no corresponde solo a la gente de Vanuatu, hoy día muchas terapias alternativas y la medicina tradicional opina del mismo modo. La ira destruye las arterias, sube la presión, nos pone los pelos de punta, el corazón funciona a velocidad de reacción, envejecemos aceleradamente, morimos, perdón por la expresión, "reventados".

¿Cuál sería entonces la sugerencia? Abrirnos al amor, dejar de concentrar nuestra energía en cuestiones negativas; la vida es nuestra construcción y si estamos con ira el mundo se mostrará iracundo con nosotros.

Ora a la Divinidad para que te ayude a encontrar esa paz que tanto necesitas, pídele que ese subconciente lleno de reclamos, resentimientos, broncas y amarguras desaparezca, y solicítale sobre todo que te ayude a sanar ese interior lastimado para que tengas la oportunidad de armar una realidad sin odios, broncas o peleas.

Ho´oponopono con alguien que nos hizo daño

"¿Quién te hace sufrir? ¿Quién te rompe el corazón? ¿Quién te lastima? ¿Quién te roba la felicidad o te quita la tranquilidad? ¿Quién controla tu vida?... ¿Tus padres? ¿Tu pareja? ¿Un antiguo amor? ¿Tu suegra? ¿Tu jefe?...

Podrías armar toda una lista de sospechosos o culpables. Probablemente sea lo más fácil. De hecho sólo es cuestión de pensar un poco e ir nombrando a todas aquellas personas que no te han dado lo que te mereces, te han tratado mal o simplemente se han ido de tu vida, dejándote un profundo dolor que hasta el día de hoy no entiendes.

Pero ¿sabes? No necesitas buscar nombres. La respuesta es más sencilla de lo que parece, y es que nadie te hace sufrir, te rompe el corazón, te daña o te quita la paz. Nadie tiene la capacidad a menos que tú le permitas, le abras la puerta y le entregues el control de tu vida."

Viktor Frankl

Cuando decimos "te amo", ese sentimiento, comienza en mí y se desborda en todo lo que me rodea. El amor es aceptación a pesar de las adversidades y de las diferencias. A lo largo de este libro hemos visto cómo todos forman parte de nuestra realidad y, por lo tanto, comparten una memoria de vida con nosotros.

Entonces, cuando una persona realiza algo para lastimarme, en vez de juzgarla o apartarme, es necesario orar, comunicarse con la Energía Universal y repetir de manera incesante: "Lo siento, perdón, gracias, te amo".

Es fácil enojarse con alguien, pero difícil hacer empatía, comunicarnos y tratar de cambiar lo que hay en nosotros que provoca en esa persona el deseo de agredirnos. Sin embargo, a través del amor, poniendo en práctica el Ho´oponopono es posible cambiar estas memorias compartidas y entablar una unión pacífica y gentil.

Hay que poner fuerza de voluntad y tomar coraje para este gran cambio que es el de ver al otro como una parte de mí. Elevar una plegaria, solicitando que haya paz, comunión y alegría es lo que nos libera y produce iluminación.

LO SIENTO, por las memorias de dolor que comparto contigo,
TE PIDO PERDÓN por unir mi camino al tuyo
para sanar,
TE DOY LAS GRACIAS porque estás aquí para mí y
TE AMO por ser quien eres.

"No eres un ser humano en busca de una experiencia espiritual. Eres un ser espiritual inmerso en una experiencia humana."

Teilhard de Chardin